belle vue

人生風景・全球視野・獨到觀點・深度探索

belle vue 37

好好睡一覺

史丹佛睡眠名醫親授，一夜好眠的最新科學解決方案

作　　者　拉斐爾・佩拉約醫生（Rafael Pelayo, MD）
譯　　者　潘昱均
執 行 長　陳蕙慧
總 編 輯　曹　慧
主　　編　曹　慧
封面設計　Bianco Tsai
內頁排版　思　思
行銷企畫　陳雅雯、林芳如、汪佳穎
社　　長　郭重興
發行人兼出版總監　曾大福
編輯出版　奇光出版／遠足文化事業股份有限公司
E-mail: lumieres@bookrep.com.tw
粉絲團：https://www.facebook.com/lumierespublishing
發　　行　遠足文化事業股份有限公司
http://www.bookrep.com.tw
23141新北市新店區民權路108-4號8樓
電話：(02) 22181417
客服專線：0800-221029 傳真：(02) 86671065
郵撥帳號：19504465 戶名：遠足文化事業股份有限公司
法律顧問　華洋法律事務所 蘇文生律師
印　　製　成陽印刷股份有限公司
初版一刷　2022年9月
定　　價　350元
I S B N　978-626-96139-4-6
978-626-9613960（EPUB）
978-626-9613953（PDF）

歡迎團體訂購，另有優惠，請洽業務部（02）22181417分機1124、1135

好好睡一覺：史丹佛睡眠名醫親授，一夜好眠的最新科學解決方案 / 拉斐爾.佩拉約醫生（Rafael Pelayo, MD）著；潘昱均譯. -- 初版. -- 新北市：奇光出版：遠足文化事業股份有限公司發行, 2022.09

面；　公分

譯自：How to sleep : the new science-based solutions for sleeping through the night.

ISBN 978-626-96139-4-6（平裝）

1. CST：睡眠　2. CST：睡眠障礙症　3. CST：健康法

411.77　　111011684

線上讀者回函

How to Sleep

The New Science-Based Solutions for Sleeping Through the Night

好好睡一覺

史丹佛睡眠名醫親授，一夜好眠的最新科學解決方案

史丹佛大學醫學院睡眠醫學部臨床教授
拉斐爾・佩拉約醫生(Rafael Pelayo, MD)——著
潘昱均——譯

前言 007
1 睡眠如何運作 013
2 從解決打鼾開始 041
3 失眠者的好睡祕訣 057
4 夜晚日常 083
5 睡眠障礙 129
6 好睡一輩子 147
7 夢：晚上開演的劇場 187
8 去看睡眠醫生 201

Contents

結語 219
更多資源 220
延伸閱讀 222
名詞釋義 224
致謝 234

獻給我的朋友威廉·德門（William Dement）及他留給世間的一切，
他讓世界變得更美好。

前言

是人就會睡覺。事實上，人睡覺的時間比吃飯或呼吸的時間都要長。（甚至在你出生前幾週你就開始在作夢了。）睡眠科學的先驅研究者艾倫·瑞赫夏芬博士（Dr. Allan Rechtschaffen）曾說過：「如果睡眠沒有功能，那就是演化犯下的最大錯誤。」這句話一點沒錯：儘管睡眠的功能長期以來被認為是個謎，但有更多的科學證據顯示，睡眠是人類身體與大腦進行修復和充電的方式。身體新陳代謝需要睡覺，也難怪只要我們睡不好，醒來時必定脾氣暴躁，注意力不集中，沒有什麼比睡個好覺更能讓你神清氣爽一整天的了。

但每天晚上大約會有一半的人覺得自己睡不好。醒來時氣悶煩躁，覺得好累，這樣的情形日復一日，這是睡眠出問題的第一個徵兆。睡眠障礙影響數百萬人，而且問題越來越嚴重，也難怪美國疾病管制與預防中心（CDC）將睡眠障礙描述為人類社會的流行病。

睡得好是做得到的。只要看完這本書，你**就會**睡得更好。身為睡眠醫生，我可以自信地說，在我超過二十五年的執業生涯中，一次又一次地看到有睡眠問題的患者能夠獲得重大改善——只要告訴他們正確的睡眠「法則」，讓他們照著做就會睡得好。

老方法沒有效

每次看到新聞媒體報導這類「睡眠流行病」總是以連串建議作為結論，內容出自一套開發自一九七〇年代、稱為「睡眠衛生」（sleep hygiene）的法則。「睡眠衛生」是個被醫療人員和大眾廣泛使用的術語，它的內容無非是一條條沒有相互關聯的建議，提醒你什麼是不該做的事，例如「不要躺在床上閱讀」、「不要在睡前喝咖啡」、「不要躺在床上看電視」、「不要在睡前喝酒」。睡眠衛生的概念出自已故的偉大睡眠研究者彼得·豪利博士（Dr. Peter Hauri），原本出自好意，希望提高人們對睡眠重要性的認識。但儘管這些老方法很受歡迎，然而，只單純改善某人的睡眠衛生習慣是無法有效幫助有嚴重睡眠障礙的人的。

在我執業過程中，我發現睡眠衛生法雖然立意良善，也算是對應睡眠障礙的簡單捷徑，但期待僅靠這些方法來幫助有慢性睡眠障礙的人，無疑就像告訴焦慮症患者你不需要擔心一樣。幾乎來找我看診的每一位病人都告訴我，他們早就照著睡眠衛生法在做了，很多患者甚至已經能把睡眠衛生法倒背如流，但他們**仍然**難以入睡。即使人們應用這些法子已經數十年了，但仍有數百萬人持續與睡眠障礙奮戰。

迄今收集到的研究資料支持我的說法：根據美國睡眠醫學會（American Academy of Sleep Medicine）所做的研究清楚表明，只靠睡眠衛生法幫助睡眠的效果不彰，充其量只能說效果無法確定。這是因為睡眠衛生法忽略了造成睡眠障礙的核心問題，因此就算有任何影響，也可能適得其反。因為當人們照著睡眠衛生法去做，但仍然睡不好時，很可能自怨自艾，或乾脆自暴自棄接受自己就是無法好好睡的事實，因為他們覺得自己「什麼都試過了」。這是一種土法煉鋼的概念，但土法煉鋼是無法解決睡眠問題的，而且問題根源人人都不同。

新的好睡法則

我有多年治療病患的臨床經驗，也做科學研究，並進入社區長年做輔導工作，根據以上實戰經驗，我知道人們可以培養出更好、更聰明、更持久的睡眠模式。在下面內容中我將揭露一套新方法，它的設計理念反映出睡眠科學已經進步，這套法則更能提供一條改善健康的清晰途徑。這一切就從重視睡覺開始，我們必須把優質睡眠當成最重要的事，而當你打開這本書，你就已經開始這樣做了！

在第一章，先讓我們立定根源，我會解釋，睡眠作為生物學的一部分是如何運作的，我們為什麼要睡覺，睡眠對我們醒著時的生活又有多重要。我發現若將個人的睡眠問題放在文章脈絡中解釋，會很容易改變人們對睡眠的看法。在第二章，我們將從最根本探究影響優質睡眠最常見的身體障礙（讓我們從認識打鼾開始）。在第三章，我將討論能一勞永逸擺脫失眠痛苦的技巧和輔具。在第四章，我不僅會說明在生活型態（例如飲食和運動）如何影響睡眠，也會明白告訴你什麼是有效、什麼又是無效的睡眠療法。第五章，我會簡略說明那些造成麻煩但不常見的睡眠障礙，如夢遊和嗜睡症。要知道，想睡好是不分老幼的，在第六章我將提供適用嬰兒、年長者，以及介於兩者間、也就是適合我們所有人的睡眠策略。第七章，我將探討有關夢的奇妙領域，以及在那沉睡幻境後令人興奮的科學。

如果在讀了上面各章後，你仍然無法入睡，或覺得需要一些額外幫助來解決睡眠障礙，這時候可能就該去看睡眠醫生了。在第八章，我將模擬一次看睡眠科的診療過程，向你展示睡眠治療是一個集大成的科別，結合了先進的科技與傳統的醫學偵查，只有通盤探究才能確定究竟是什麼干擾了你的睡眠。

本書的資訊將幫助你睡得更好，醒來時精神煥發，有更健康的生活。現在，就讓我們把這個睡眠失調流行病送去睡吧。

1

睡眠如何運作

How Sleep Works

在你睡得更好前（你一定**會**睡得更好的），但在那之前，你需要了解正常睡眠的生物運作。早期的科學家認為，睡覺不過是一種人體不活動的狀態。直到腦波活動可靠地被測出，我們才發現夜晚這段過程是如此迷人而複雜——根本不是不活動。在睡覺時發生了很多事，對睡眠中大腦的科學研究不僅揭示了睡眠期間人類器官的運作，更呈現睡眠如何影響我們的清醒時刻。睡眠的奧祕變得不再那麼神祕。

近日節律

我們的腦中有所謂的近日節律（circadian rhythms）或說生理時鐘。這個微型計時器由一小群神經元集結組成，它們有一個共同目的：使身體的生物節律與地球的黎明和黃昏的週期同步。

這個時鐘位於完美的位置：它在大腦底部，就在我們的眼睛後面、視神經交叉處的上方，光進入眼睛後，視神經將光的訊息傳到生物鐘。事實上，這個區域是整個腦部血液供應最好的地方，以致就算重度中風，失去說話或移動手的能力，但生物時鐘卻不會受損！

內在近日時鐘運行的節律略長於二十四小時，這是為了適應地球自轉軸傾斜造成的四季晝夜長度增長變化，近日時鐘的每日時間都會比一天時間超過一點。但是我們早上醒來，它會在第一束光線射入我們眼睛時重新校正。一旦大腦接受到光線照到眼睛的時間，它就可以預測第二天的黎明將在同一時間出現。這對我們的生存極為重要：過去在遠古時代，只要我們離開了居住村莊或洞穴的安全保護，我們必須確保自己能在黃昏前回到家，黃昏一過到了夜間，捕食者就變得活躍。但是，如果我們太晚才離開家或回來得太早，我們就浪費了可以狩獵和採集的日光時間。當夜幕降臨，我們的近日時鐘向我們發送信號，開始進入睡眠的程序，等到黎明將至，近日時鐘釋放化學物質把我們自然叫醒。我們的目標應該是與這個時鐘一起協同合作，而不是對抗它。

因為我們的睡眠模式受到光線影響，所以季節變化會影響我們的睡眠也就不足為奇了。這些變化通常太細微了，細微到你無法察覺，但如果你住在靠近南北極的地方，例如住在阿拉斯加，那裡的光照量在季節變換時變化很大，你就可能在冬天睡得很多，在夏天睡得少。但隨著人造光源普遍使用，很多人都感覺像困在無窮盡的短暫夏夜中，結果就是越睡越少！（這就是為什麼控制光源條件如此重要，無論你身在何處，要想睡得好，一定要先調控光——想知道更多資訊，請參閱第112頁。）

入睡前的你最清醒

如果睡眠對我們的功用就像汽車的燃料一樣，那麼我們一定是剛起床時最清醒，然後隨著一天過去，變得越來越不清醒——就像汽車油箱在我們加滿油時油最多，可供車子行駛的時間最長。但狀況並不如此，睡眠和清醒度以更複雜的方式作用。

多數人在剛睡醒時都很睏倦，即使我們睡得很正常、很安詳。隨著早上時間過去，我們才更清醒警覺，然後到了下午，我們才會再次感到睏倦（不，罪魁禍首不是你的午餐——早餐和晚餐也不會讓我們非常想睡）。如果我們能擺脫下午的精神萎靡，到了晚上，我們就會發現自己比白天早上時精神更好，即使我們的「油箱」幾乎已經空了。

為什麼會如此？那是因為我們清醒的時間越長，睡眠壓力也隨之增加，而同時我們的近日時鐘向大腦發送警報信號對抗這種壓力，這個信號通常在我們入睡兩小時前達到最強。這解釋了很多人說，他們在夜間彷彿「吸到第二口氣」整個精氣神又來了，這也解釋了為什麼人熬夜比早睡要容易多了。

時而嗜睡時而警醒的節律調節有助於我們存活：我們在接近要睡覺時

最警醒，因為那時正是獅子、老虎等掠食者正在捕獵的時候。當一天最熱且連掠食者自己也都昏昏欲睡時，我們也昏昏欲睡，算是對警覺的高峰做個平衡。我們腦中的時鐘是進化過程中真正令人驚嘆的遺產。

睡覺是動態過程

我的病人經常說他們難以入睡，因為他們「無法關上大腦」。但只要我們還健康活著，我們的大腦就不會關上！

幾世紀以來，我們都把睡覺視為一種幾乎像死亡一樣一動也不動的狀態。但隨著現代睡眠科學出現，我們現在知道睡覺是一個動態的過程。大腦並沒有關上，而是經歷種種可預測週期的睡眠模式，也就是所謂的「睡眠階段」。睡眠階段的重複循環組合就是個人的「睡眠結構」。

現代睡眠科學誕生自一九五〇年代，當時科學家開始將腦波的測量結果與來自身體的其他電波信號結合觀察。為了理解測量結果，科學家將睡眠分為兩種不同模式：快速動眼睡眠（rapid eye movement sleep，簡稱REM）和非快速動眼睡眠（non-rapid eye movement sleep，簡稱NREM）。有鑒於我們睡覺時大約有七十五%到八十%的時間都處在非快速動眼期，科學家進一步將這段時期分為三個階段，分別對應輕度、中度和深度睡眠，稱為第一期（N1）、第二期（N2）和第三期（N3）。

非快速動眼期會發生很多重要事情，包括我們的身體在這期間發育，記憶也在此時期鞏固。甚至這段時期也對我們重置大腦突觸、復原大腦有關鍵作用。在非快速動眼期，我們睡得最深沉。

在非快速動眼期的第一期，我們從清醒狀態變為睡眠狀態。對外在世界的注意力大幅降低，注意力轉向內。我們閉上眼，腦海思緒慢慢翻攪。在昏昏欲睡的狀態下，我們也許認為自己還醒著，但在此時看到我們的人都知道我們已經陷入昏沉。

非快速動眼期的第二期大約占我們睡眠總時間的一半，此時我們會發出獨特的腦波模式，稱為睡眠紡錘波（sleep spindles）和K複合波（K-complexes）。睡眠紡錘波被認為對大腦形成陳述型記憶（declarative memory）有作用，陳述型記憶也稱為外顯記憶（explicit memory），就是我們有意識地想起某件事實和事件的記憶，例如我們生活中的特定事件或我們當天學到的新訊息。

非快速動眼期的第三期通常稱為慢波睡眠（slow wave sleep），是我們睡得最熟的時期。在夜晚的前三分之一，第三期占成人總睡眠時間的十%或更少（兒童和青少年的睡眠時間高達二十%，有時甚至更多）。在這一期，我們的呼吸和心跳率達到最低點，這是我們最難被喚醒的時期。第三期是我們大腦分泌最多生長激素的時候（也是兒童骨骼真正能長得更長的時候，而睡眠不足與兒童的成長發育有關）。第三期也被認為在鞏固記憶上扮演關鍵角色，並可能在未來成為失智症等疾病的治療焦點。在非快速動眼期的第三期還可能出現夢遊等奇怪現象（更多資訊請參見133頁）。

快速眼動期是與作夢最相關的睡眠階段，它發生在晚上最後三分之一的時間。單看腦波，很難區別你是處於快速動眼期還是處於睜著眼的清醒狀態。這意味著我們清醒睜眼看四周的心理狀態和作夢時的心理活動是相似的。（相比之下，我們清醒卻閉眼時的腦波就與它們看來完全不同。）當我們從非快速動眼期過渡到快速動眼期時，身體大多數肌肉都停止運動，但我們的眼球運動發生巨大變化，這是一種瘋狂、看似混亂的運動（這也是快速動眼的名稱由來）。此時，我們的心率波動也很大。如果你的生活型態偏向久坐不動，快速動眼期可能是你一天中心跳率最高的時候。快速動眼期若發生在睡眠週期比較後面的時段，它進行的時間越長，且在快速動眼期結束時，我們通常會改變睡姿並短暫醒來（更多信息請參見25頁）。

一個完整的睡眠週期包括所有的非快速動眼期和快速動眼期，整個時間持續大約九十分鐘，儘管整個晚上各個週期的狀況都不一樣。就如下面的圖示表示，我們在剛開始出現的睡眠週期中睡得最沉，而在稍晚發生的週期中，快速動眼期進行的時間更長、更強烈。早期的睡眠週期主要是深度的慢波睡眠，且快速動眼睡眠較少。隨著夜晚進行，參雜的狀況發生變化，到了清晨時分，深度睡眠就變成很少，而快速動眼睡眠占主導地位。（這就是為什麼我們在醒來開始新的一天前會做最長、最強烈的夢。）

這種睡眠階段和週期循環的整體模式（也就是你的睡眠結構）反映了你的睡眠品質。所以只要透過分析睡眠結構，就找到睡眠哪裡出問題的可能線索（就如請參考第34頁：你不該睡醒時還很累）。

每一個睡眠階段都是平等的

你也許會認為，第三期的慢波睡眠有助於我們的身心恢復和充電，所以是當晚最重要、最能重振精神的睡眠。沒錯，它是很重要，也有助提

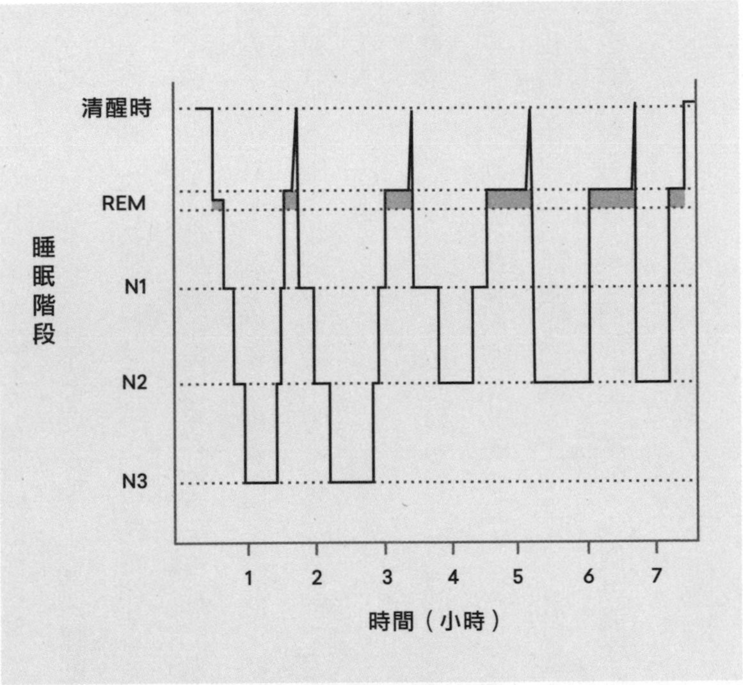

整晚的典型睡眠模式

振精神，但正如第19頁所討論的，慢波睡眠僅占健康成年人總睡眠時間的十%左右，是否這就表示你不需要其他九十%的睡眠？情況顯然並非如此。如果有天晚上你只睡了慢波睡眠，你會感覺你全部的睡眠都被剝奪。

我經常被問最重要的睡眠階段是什麼？在這個問題的背後，我懷疑，是一種希望，也許有一個我們不用理會的睡眠階段。如果我們可以用更深的睡眠來代替淺眠，也許我們醒來時就會感到更神清氣爽。但這是否安全或能持續進行，還有待觀察。

事實上，我們的大腦對睡眠階段會做一些自我調整。例如，如果我們起得太早，且切斷一些快速動眼期的睡眠時間，當之後我們有機會再次入睡時，我們的快速動眼睡眠時間就會比平常多。這種調整稱為快速動眼壓力，這也能解釋為什麼當我們睡眠不足時，我們可能睜著眼睛作夢。

沒有人整夜都在睡

在睡眠週期中，我們大約每九十分鐘醒來一次。我們滾來滾去、翻來覆去、改變姿勢，甚至有時會睜開眼睛掃視一下房間，但這情況太短暫了（持續不到一分鐘），多數情況下我們都不記得了。事實上，我們不僅每九十分鐘醒來一次，且每小時大約有十次的短暫醒來的時刻，每次大約持續三秒。以上種種，你的大腦只是在做它該做的事情。如果我們連續睡七八個小時，獅子老虎早就把我們抓走，人類早滅絕了！半夜醒來是正常的；但難以再入睡不是。無論你有多睡不著，都要把「快睡著了」當成你不斷誦念的魔咒。會睡著的，這是人類生物學的自然功能。

睡眠間斷：卡在第一檔

要想一覺起來精神好，比起睡好某個特定睡眠階段，更重要的是睡眠週期是否健康連續。當這些週期被打亂時，我們叫它睡眠間斷（sleep fragmentation）。請將自然混雜的睡眠階段想像成汽車的變速箱檔位，汽車換檔的正常進程（也就是從一個睡眠階段移動到下一個睡眠階段）可使你開車開得有效平穩（也就是睡個好覺）。但是，如果變速箱打滑（不斷地睡了又停），或者一直被困在一檔（非快速動眼期的第一期睡眠），那麼您的行駛效率會很低且非常不穩定——當然你無法獲得所需的良好睡眠。

也許你睡得間間斷斷是你無法控制的，要怪就怪旁邊一起睡的在打呼、嬰兒在哭鬧，還有晚上發生煩人狀況把你吵醒。對於這些干擾，你可能無能為力（除了讓你的另一伴去看睡眠醫生——參見203頁！）。但你**可以**自己減少一些行為，比如在睡前喝酒喝咖啡，或者白天不要睡太久，這都可以防止睡眠間斷。

你可能不需要睡足八小時

大多數人睡平均七到八個小時後醒來感覺最好，但是最適合每個人要睡的時間取決於個人，而且先決條件是睡眠品質和睡眠的時機都正常。總而言之，每天晚上你要睡多久、睡幾個小時？並沒有既定的魔術數字。但簡單來說，你只要睡得夠多，夠你醒來時神清氣爽且一整天都清醒不昏沉。「短眠者」（short sleeper）似乎天生睡得就比一般人的平均睡眠時間少，這是他們的基因傾向；而「長眠者」（long sleeper）需要更多睡眠。但如果你對睡眠的需求明顯改變，請諮詢醫生。

就算睡得少，也過得去吧？

不，你不能。下一題。

說真的，就算睡得少，人也可以活得下去吧？

如果有人能想出辦法讓原本需要睡八小時才有的效果變成只需睡四小時就能達到，他應該很快就發財了。睡得比身體需要的少，你也許可「撐」得了一時，但充其量，也只是「撐過去」。推遲睡眠的能力內建在我們的大腦中，我們在一定程度上一定能拖著不去睡。我們也可以不吃飯——我們的生理機制已經進化到允許自己暫時不吃基本必需品。但在這些狀況下，我們不會發揮出最佳狀態。為了獲得身心健康的最佳狀態，不要將睡眠視為麻煩事；讓它成為你生活中的優先事項。

如果不睡覺會如何？

睡眠消耗了我們三分之一的人生，而糟糕的睡眠會嚴重損害我們另外三分之二的人生。睡覺對我們的健康幸福至關重要。試想當一個人不睡覺時會發生什麼：只要二十四小時不睡覺，這個人的做反應時間會與喝醉酒的司機反應的時間類似。就算我們努力保持清醒，也會出現所謂「微睡眠」（microsleeps）的短暫睡眠，我們甚至沒有意識到自己已經睡著了，如果我們那時正在開車或操作機器就可能很危險。假設長時間不睡覺，就稱為完全的睡眠剝奪（sleep deprivation），這會使人越來越煩躁、情緒化、注意力不集中，反應更加遲鈍。三天或更長時間不睡覺，很可能會產生幻覺，最後就會神智不清。

如果長時間睡不好，睡眠品質很差，可視為與完全睡眠剝奪一樣，同樣會造成全面性的影響。當你出現微睡眠，自己卻毫無知覺，這是將自己與他人置於危險中。而長期睡眠不足的人對睡眠不足造成的影響應該也不清楚，所以更危險。長時間睡眠不足會導致嚴重的生理、心理和情緒上的傷害，它是一種壓力源，不僅會增加罹患肥胖症、糖尿病、高血壓和心血管疾病的風險，還可能增加癌症和失智症等嚴重神經系統疾病的風險；更可能會出現嚴重的認知缺陷，包括思考速度和語言記憶力下降，甚至更有可能形成錯誤記憶！情緒也會受到影響，可能會對壓力情況反應過度，或更讓你做出冒險和衝動的行為。弱勢精神疾病患者，睡眠不足會加劇精神上的問題。簡言之，我們必須睡得好才能維持健康。

睡眠和免疫

如果你剝奪自己的睡眠，身體的免疫系統就無法發揮最佳功能。睡眠不足是身體的壓力源，身體對這種壓力的反應類似身體輕微發炎的反應。

常識認為，當身體不舒服就該上床睡覺。事實上是身體對感染出現的反應，感染時身體釋放出特殊的免疫系統蛋白質，也就是細胞激素（cytokine，又稱細胞介質或細胞因子），而這些反應會讓你昏昏欲睡，而這正好符合醫生對你臥床休息的要求。如果你在與疾病作戰時沒有獲得必要的睡眠，那麼你就是增加身體產生抗發炎反應的負擔。因此，如果生病了，請不要試著掙扎想克服這個需求。

在還沒有生病**之前**，我們就應該先重視睡眠對身體的影響。睡眠不足讓我們更容易感染。睡眠剝奪會干擾免疫系統的T細胞，而它是幫助我們對抗病毒感染的免疫細胞。所以我們旅行時特別容易感冒，也許這就是原因之一，因為我們的睡眠模式不正常。即使是健康的年輕人，如果睡眠不足，也會更頻繁地生病（也許這就是參加春季派對的人特別容易生病的原因，也解釋了為什麼年輕人感染COVID-19等疾病會比預期的更嚴重）。

正如第27頁所討論的，我們並不是每晚都需要相同的睡眠時間，但一項研究顯示，習慣性每晚只睡五小時的人與每晚睡七到八小時的人相比，只睡五小時的人在未來兩年內感染肺炎的風險更高，並比對實驗的前一個月，睡五個小時的人感染呼吸道疾病的發病率更高。（有趣的是，報告自己睡五小時且覺得自己睡眠時間足夠的實驗者罹患肺炎的風險並沒有增加——這意味，這些發現更適合推廣給那些更睡不夠的人。）

好消息是，固定睡個好覺可以**增強**我們的免疫系統，顯著降低感染風險，也能改善感染結果。甚至我們的身體對疫苗的反應也會受到睡眠的影響！睡覺確實是自我保健的終極形式。

我可以補眠嗎？

當我們睡不夠，少睡的影響並不會船過水無痕，它會累積，就像所有的債務一樣。例如，如果身體每天對睡眠的需求是七小時，那麼每週工作日有五天，每晚睡五小時，就會產生十小時的睡眠債。睡眠債越欠越多，白天就更會昏沉疲倦，發生其他潛在疾病的可能性也越強。

目前唯一已知償還睡眠債的方法是睡覺。回到我們的例子：假設你這個禮拜都晚睡，但在週六補眠，也許你補回來十小時的睡眠債，但不會有效地消除這些債。真正「償還」睡眠債的唯一方法是改變習慣，改變讓你一開始就欠睡眠債的習慣。

人會睡得太多嗎？

沒有證據顯示「睡太多」不會出問題。同樣地，無論是整夜昏睡的學生，還是輪班工作了二十四小時的工人，這些睡得特別久、特別長的人醒來也會覺得頭昏腦脹、腰痠背痛、無精打采，狀況與醒來神清氣爽、清醒舒暢完全相反。

對於這種現象有三個解釋：第一，能夠一覺睡十二個小時或睡更長時間的人表示欠了非常大的睡眠債，債務量已經大到僅是一段長期睡眠都無法抵銷，可能需要調整一週時間才能恢復正常。第二，當你一覺睡到中午或下午，醒來時剛好接近所謂中午睏（midday drowsy slump，或稱午睡綜合症）的時間，這讓身體荷爾蒙的計時狀態與一般節律不同步。第三，長時間不動會導致肌肉酸痛或僵硬。

唉，你的睡眠債越欠越多，但又不能把睡眠存起來，倒不如把目標放在每天晚上睡一個正常的、有規律的睡眠模式還比較好。

你不該睡醒時還很累

就像不該吃完一頓豐盛大餐後還覺得餓，所以怎麼可能一夜睡飽起來還覺得昏沉呢？睡得好的意思是醒來時神清氣爽。如果你無論睡多睡少都會感到疲倦，那你應該與醫生討論有什麼有效方法可以測知你的睡眠品質。

很可能是你在非快速動眼期的第一期睡得過多，這一期是讓我們自然進入睡眠的階段，也是睡得最淺的時候。請將它視為汽車變速箱的第一檔，雖然我們也可以打一檔開車子穿越整個國家，但行車效率低下，也會阻礙車子發揮最佳效能。同樣地，一整晚只睡了非快速動眼期第一期也會讓你覺得很累。例如，患有慢性疼痛的人通常在第一期睡得過多、或睡得斷斷續續，或不斷被吵醒（請參閱第26頁，睡眠間斷：卡在第一檔）。

進行整晚睡眠檢查，也就是在睡眠中心睡一晚，由醫護人員監測睡眠，通常是追根究柢測出睡眠品質的最好方法。有關這方面的更多資訊，請參見214頁。

如果不睡覺，人會發瘋嗎？

如果你長時間不睡覺，不會發瘋，但可能會暫時性精神錯亂（還包括其他嚴重的副作用，參見29頁）。睡眠剝奪很危險，但不會導致永久性精神錯亂。事實上這件事已經做過實驗了。研究快速動眼期睡眠的先驅專家威廉·德門博士（Dr. William Dement）多年來都想將睡眠剝奪當成研究思覺失調症的科學模型，但沒有成功。嚴重睡眠不足的人會產生神智不清甚至產生幻覺，但只要讓他們獨自待著，讓他們睡覺，他們就會恢復到平時理智狀況下的自我。

夜貓子與早起鳥

我們的近日時鐘是由基因調節的，基因是我們從父母那裡遺傳來的。

基於基因差異，我們可以預測誰是早起鳥，誰更像夜貓子。這些變化在年幼的孩子身上並不一定很明顯，小孩子不太可能在過了一般就寢時間還醒著，而且他們多半會被強制去睡覺。但到了青春期，夜貓子的特性就會出現。

但基因只占故事的一部分。老鼠是夜行性的，它的睡眠模式可以讓它們避開白天的掠食者。如果你抓了一隻野鼠，卻只在白天餵牠吃東西，一開始這隻老鼠會寧願餓肚子，但漸漸地牠會學到在白天吃東西是安全的，這隻遺傳性的夜行動物終究會在白天變得更活躍。這對我們來說表示什麼？傾向不是命運！夜貓子經過練習可以調整成早起的鳥兒，而早起的鳥兒也可以調整成習慣上夜班。

隨著年齡增長，我們會變得越來越難熬夜，無論是夜貓子還是早起的鳥兒，兩者界限越來越模糊。這可能與荷爾蒙的變化有關，連帶影響到身體處理褪黑激素。另一個可能的影響因素是我們的視力變化。隨著年齡增長，進入我們視網膜的光線越來越少，削弱了光線對我們近日節律的影響；最近有新的研究顯示，接受白內障手術的人在植入新的晶片後睡得更好了。

在我們睡眠傾向上，生物性與學習都各有角色，只有了解這些左右我們睡眠的原則才能幫助我們適應不斷變化的環境。

「兩段式睡眠」的真實資訊

兩段式睡眠（second sleep，或稱二次睡眠）也稱為多階段睡眠（polyphasic sleep），是將習慣的夜間睡眠分成兩階段，中間夾著一段活動的時間。這種睡眠形式在數位資訊時代已經成為一種時尚，但這並不是新現象。根據歷史證據，古時候的人、尤其是那些生活在農業社會的人，會趁著晚上較涼爽的時候在二次睡眠間把該幹的活做完。然後到了現代，朝九晚五的工作行程成為常態，把睡覺集中在單一的時間區段似乎更有效率，人類也適應了這種睡眠模式。

到了今日，因為零工經濟（gig economy）使工作時程更加彈性，我們看到人們對二階段睡眠的興趣再次興起。從生物學的角度來看，人類當然可以轉向以二階段睡眠的形式睡覺：反正一整夜中每到睡眠週期要結束時，我們也會短暫醒來（參見25頁）。但倘若你的行程規畫與家人、朋友、同事、客戶的時間都不同步，這就是不切實際的。若問我個人會選擇的多階段睡眠？我會選擇睡一個奢侈、老式的午睡。

睡眠如同美味享受

生活中沒有比一夜好眠、睡到精神飽滿醒來更讓人滿足的了。睡覺真是……一種美味享受啊！像是一種食欲行為，意思是我們天性上就要滿足睡眠的需求。下視丘在大腦中負責調節飢餓和進食，這個區域也與我們睡眠的基本調節密切相關。在實驗中，動物睡眠不足就會吃得更多；人類睡眠不足時，不僅會尋找食物，還會做出更衝動的食物選擇。你可能會發現，小睡一會比一頓豐盛的午餐更令人滿足！

你一定會睡著的

人類的睡眠具有恆定性（homeostatic），意味著這是一個尋求平衡的系統。醒著的時間越長，就越需要睡眠。人只要還活著，就不能無限期地讓自己不睡覺——就像你閉住呼吸，但最終，做為生物的天性會迫使你再次呼吸，這也適用於睡覺。睡覺是一個自然過程，失眠的人應該牢記：睡覺是大腦的恆定功能，睡覺終究**會**恢復的。

2
從解決打鼾開始
Snoring? Start Here

在開始解決任何可能影響你睡眠的行為或環境因素前，必須先排除生理上的因素。如果你會打鼾，先確定睡眠呼吸障礙（sleep-disordered breathing）和阻塞性睡眠呼吸中止症（obstructive sleep apnea）是否是你睡眠問題的源頭就非常重要了。阻塞性睡眠呼吸中止症非常常見，是我們在睡眠醫學診所看到最多的疾病。我在這一章會簡單敘述可能影響睡眠的睡眠中止症和其他常見影響你睡眠的身體狀況，你應該去尋求睡眠醫生的幫忙解決這些問題。

打鼾從來就不正常

我們都知道打鼾的聲音，從聽起來像鋸木頭的「嘎嘰、嘎嘰」重複不停，到偶爾爆出的「齁」一聲。睡覺打鼾非常普遍，但它也是一個危險信號，暗示事情不太對勁。畢竟人醒著時並不會打鼾，為什麼？從演化的角度來看，當我們放鬆警戒，就是在提醒捕食者我們的存在，打鼾就是一個晚餐鈴聲！

短期打鼾很常見，就如有人在感冒恢復時會呼嚕呼嚕一陣子，但在其他情況，**睡覺不應該發出聲音**。打鼾發出的聲音表示氣流不正常地阻塞或亂流導致你呼吸困難，迫使在睡眠中用嘴呼吸。這是一個簡單的概念：如果鼻子沒有吸入足夠空氣，嘴巴就會張開。這在運動時經常發生，但它不應該出現在睡覺時。

打鼾可以用不同方式測量追蹤，但最簡單的方法是詢問枕邊人，他可以（真正）看到、聽到。但是如果你是一個人睡呢？你怎麼知道你會打呼？如果你發現自己在夜間經常醒來且口乾舌燥要喝水，這可能表示你在睡覺時用嘴呼吸。如果你與朋友家人偶然睡在同一個空間（例如在旅行時），請讓朋友家人告訴你是否打鼾，或者你也可以睡覺時給自己錄音。

如果你打鼾，不要忽視它，把情形告訴照顧你身體的醫生，如果這位醫生跟你說不用擔心，因為他們也會打鼾，請換一個新醫生！如果你聽到有人打鼾，也請告訴他們，因為你可能正在挽救他們的命。

改正打鼾問題的第一步是確定你的打鼾問題屬於簡單打鼾（參見53頁的其他解決打鼾的方法），還是更嚴重的阻塞性睡眠呼吸中止症。

阻塞性睡眠呼吸中止症

睡眠呼吸中止症的英文是sleep apnea，其中「apnea」這個字的意思是「沒有呼吸」，若人睡覺時不呼吸，就是所謂的睡眠呼吸中止。簡言之，在睡眠呼吸中止症發作時，那時的大腦覺得睡覺暫時比呼吸重要。

這表示可能會造成嚴重失調，但這情形非常普遍：美國大約有三千萬人患有阻塞性睡眠呼吸中止症，主要症狀是疲累和打鼾，但這種失調也會誘發心臟病和中風。單就呼吸中止對睡眠的干擾就會讓行為改變，也會導致記憶或學習問題。好消息是，阻塞性睡眠呼吸中止症可能是美國醫療體系中最容易治療的疾病。睡眠呼吸中止最常見（也是最成功）的治療方法是每晚使用CPAP呼吸器（參見47頁）；其他選擇還有放在口內的止鼾矯正器或矯正手術。如果你的阻塞性睡眠呼吸中止問題相對較輕，可嘗試行為矯正，如減肥、睡時不仰臥或睡前避免飲酒等方法（參見88頁）。

為了確定你是否患有睡眠呼吸中止症，你應該做睡眠檢測。越來越多的患者會自備自己的打鼾紀錄就診，但除非做過睡眠檢測確認病情，否則保險公司通常不會支付睡眠呼吸中止症的診療費用。有多種方法可以測量睡眠呼吸中止，也發明了新科技可增加診斷選擇，甚至有些可以讓病人在家中自行測試。（有關睡眠檢測研究的更多資訊，請參見214頁。）

睡眠測試必須在睡覺時進行，但對於多數人來說一睡就是一整夜。這種整夜睡眠記錄稱為睡眠多項生理檢查（Ploysomnogram，簡稱PSG），它要測量腦波、眼球運動、身體運動、肌肉張力、呼吸模式、氧氣飽和度和心跳律。PSG會記錄且加總患者完全停止呼吸（呼吸中止）的次數以及淺呼吸（低度呼吸）發作的頻率，而淺呼吸會導致血氧濃度下降和睡眠中斷，測知之後才能得出患者是否患有阻塞性睡眠呼吸中止症的診斷。整夜呼吸中止和低度呼吸的總數除以睡眠的總時間，會得出「呼吸中止－淺呼吸指數」——AHI（apnea-hypopnea index）。如果AHI大於每小時五次，就被確認患有睡眠呼吸中止症，倘若AHI大於三十則表示患有的睡眠呼吸中止症是重度的。

常被人忽視的是，睡眠呼吸中止會讓其他疾病的治療更複雜化。通常醫生面對的病人多是症狀複雜，抱怨病情嚴重，醫生很難說他只得到單一、明確的疾病。睡眠呼吸中止就像一團迷霧，妨礙醫生看清楚病人到底有什麼其他問題。如果你擔心打鼾的問題，或長期在白天感到疲累困倦，請諮詢你的醫生進行睡眠呼吸中止的檢測。只要處理好睡眠呼吸中止的問題，也許就會發現以前對其他疾病無效的治療方法現在都奏效了！只有阻塞性睡眠呼吸中止症得到治療，人生才算有了新開始。

CPAP呼吸器神助眠

當我們入睡時，喉嚨裡的肌肉會放鬆，我們的氣管會變窄，使肺部更難充氣。呼吸工作增加，必須創造更多的負壓來吸氣。這就像用一根很細的吸管喝奶昔，當然發生一連串的問題，日積月累就變成阻塞性睡眠呼吸中止及其他可能的可怕後果。

CPAP呼吸器的全名是連續正壓呼吸器（continuous positive airway pressure），這是一種床邊輔具，已被數百萬人成功用來治療阻塞性睡眠呼吸中止症。CPAP呼吸器配備一個接著軟管的鼻罩，輸送正壓通過你的鼻子。當你患有阻塞性睡眠呼吸中止症時，正壓會抵消氣道內集中的負壓。CPAP呼吸器的發明靈感來自於吸塵器的氣流回送，一開始，這台機器和家電用品一樣吵，但現代的CPAP幾乎是無聲的，絕對比打鼾更安靜！

CPAP呼吸器會是決定你健康幸福的得分關鍵，多數患者在使用CPAP呼吸器時都對使用感受之好覺得驚異。他們感覺恢復活力，記憶力變好，性欲也增強。但是也有很多人不適應佩戴呼吸器，感到無奈而放棄，甚至埋怨自己。難道在臉上或鼻上叩著罩子睡覺不需要一些時間來適應嗎？這是毫無疑問的。如果我賣你一雙鞋，結果腳上起水泡，你會怪罪鞋子還是你的腳？如果你有睡眠呼吸中止症，戴上CPAP呼吸器卻讓你更不舒服，問題很可能不出在你，而是機器。首先，請先確定機器的型號尺寸都是合適的，有的罩子是鼻罩，有的則是連嘴巴鼻子一起蓋住的全罩式面罩。如果你使用CPAP呼吸器卻還繼續打鼾，這就說明機器戴得不正確。當機器正確運作時，你的鼾聲應該完全消失。

如果你過去用過CPAP呼吸器，但在使用上有問題，請與有證照的睡眠醫師討論是否可以再次嘗試。現在這些設備已做得比以前小很多、也更安靜有效了。最新一代「智能CPAP」以電腦控制，可以針對每一次呼吸做調整，改善你呼吸阻塞的情形。等到你醒來，智能CPAP還會算出你的睡眠品質和治療效果，甚至可以將這些訊息上傳給你的醫生，讓他可以從遠端更改機器的設定。

但我不想用CPAP呼吸器！

如果你有阻塞性睡眠呼吸中止，你應該給自己一個機會做CPAP治療。CPAP呼吸器很有效，且可能是物超所值的最佳選擇——但它並不適合所有人。幸運的是，有幾種替代選擇。

口腔矯正器（或稱止鼾牙套）也可以治療阻塞性睡眠呼吸中止症，它利用移動舌頭的位置創造出更多呼吸空間。市售的口腔矯正器有幾十種品項，有些品項是牙醫師設計的，他們受過治療呼吸中止症的訓練，請找這類產品。口腔矯正器的優點是比CPAP呼吸器低調許多，它看起來很像拳擊手戴的護齒，不需要電力且易於攜帶。但是量身定做的口腔矯正器可能會比CPAP呼吸器更貴，而且僅在舌頭水平處理阻塞性睡眠呼吸中止的問題，這表示如果某人的阻塞位置比較特殊，例如發生在軟齶或鼻子區域，口腔矯正器的效果就有限。因為許多口腔矯正器在移動舌頭外也移動下頷，有時還會引發顳顎關節（TMJ）區域疼痛，或讓牙齒變得排列不整齊。如果你對口腔矯治器感興趣，需要進行重複睡眠檢測以確保這個裝備對你真正有效，並要定期去看牙醫，一方面維持設備狀態，並確定你的牙齒沒有錯位。這些事都增加了治療成本，但許多不想用CPAP呼吸器的病人都覺得口腔矯正器有效。

直到一九八〇年代中期CPAP呼吸器普及前，治療阻塞性睡眠呼吸中止症還是以手術為主要治療方式。很多手術方法都非常有效，如是兒童患者，切除扁桃體和增殖腺（adenoids，又稱腺樣體）通常可解決問題；若是成年患者，則有非常複雜有效的手術，目的在重整臉部下方骨骼，改正實際在解剖位置上造成阻塞的問題。還可植入一種類似心臟節律器的刺激器，可以調整呼吸，刺激舌頭移開並緩解睡眠時的阻塞，讓你睡時與醒時一樣。但請注意，也有一些只能減緩打鼾的手術，不但痛苦且相對無效，我將它們比做關閉火警而不是滅火。

對很多患有阻塞性睡眠呼吸中止症的人來說，減肥是一種有效的解決方案。好消息是，只要減掉少量體重就會對睡覺時的呼吸產生很大影響。許多患者，特別是男性，頸部重量很重，喉嚨變窄阻礙呼吸。只要減去十％到十五％的體重就可以大幅度打開喉嚨空間，幫助你在晚上呼吸得更好。壞消息是，基於同樣原因，體重只要增加少量也會不成比例地惡化呼吸阻塞。（還有一件非常重要的事，不是只有體重過重的人才會患有睡眠呼吸中止！）

如果你的阻塞性睡眠呼吸中止症相對較輕，就可藉著行為矯正來解決它，例如不要在睡前飲酒，不要仰睡。如此也就出現了一些體位輔助工具，也就是賣給睡眠呼吸中止症患者，幫助他們不要仰睡的小工具，但這些些設備一開始可能會減少患者打鼾，但隨著時間過去，阻塞性睡眠呼吸中止往往隨著人們年齡或體重增加而逐漸惡化，所以體位輔具往往在長期使用後無效。

治療呼吸中止症的方法可合併使用，例如，病人可在家中使用CPAP呼吸器，在旅行或露營時就戴口腔矯正器，結合鼻部手術通常可讓病人對CPAP呼吸器的耐受性更好。但最重要的是有了阻塞性睡眠呼吸中止症不能不做治療，從長遠看，比起不做治療招致惡果後要付出的代價，做治療要便宜得多。如果你過去不成功，現在是時候再去找找有無新選擇了，不要虧待你的未來。

其他解決打鼾的方法

如果排除睡眠呼吸中止的問題而你仍然打鼾，則可能是鼻中膈彎曲等生理因素造成的，在這種情況下，就需要耳鼻喉科醫生來矯正問題，讓你無論在睡覺或清醒時，尤其是運動時，都能呼吸得更順暢。鼻塞在過敏患者中很常見，請見下一頁更詳細的說明。

很多用於治療睡眠中止症的療法對輕微打鼾也同樣有效，你的醫生或許會鼓勵你減肥，改變生活習慣，例如不要在睡前飲酒，要你戒菸或借助體位輔具側睡而不是仰睡（見上頁）。睡眠不足也可能是打鼾的原因之一。

口腔矯正器（就如49頁討論的）是治療簡單打鼾和阻塞性睡眠呼吸中止症的共同選擇。如果阻塞區域在舌頭水平的位置，口腔矯正器就很有效。但是，如果阻塞的區域在鼻子水平的位置，它對打鼾就沒有幫助。坊間還有一系列針對打鼾的偏方和順勢療法，包括鼻夾板、噴霧劑和滴劑。

關於治療打鼾的口腔輔具也容我提醒一句，雖然呼吸中止症被認為是可能危及生命的疾病，也列入醫療保險範圍，但簡單打鼾卻視為美容問題，不在承保範圍內。然而，兩者都可以用口腔矯正器治療，以致市場上充斥著宣稱可解決打鼾問題卻不需處方的廉價「DIY熱塑型」牙套（之所以稱為「DIY熱塑」，是因為你可以先把塑料模具泡在沸水裡，泡到變軟，然後放在嘴裡咬住，自行壓出牙套）。但事實上，這樣做出的牙套往往體積巨大又與牙口不合（人們可能會吐出來）且通常無法調整，戴上之後很可能讓你固定的下巴往前凸。也因為這些器具僅掩蓋簡單打鼾的問題，沒有解決根本原因，而讓你呼吸中止的毛病延遲治療。

過敏會擾亂睡眠

有各種過敏對睡眠產生負面影響。與狗、貓或任何毛茸茸的動物一起睡會加重或引發你得到寵物過敏，請盡可能讓寵物遠離你的床，並經常給牠洗澡——過敏反應背後的元兇通常是皮屑，也就是從寵物身上脫落的死皮。也可能出現化學過敏，就像用新的或不熟悉的洗劑洗床單，加上我們喜歡把臉埋在枕頭裡，如果枕頭上或枕頭裡有些什麼，就算輕微過敏也可能很糟糕。季節性過敏會造成鼻塞引發打鼾，加重你得到眠呼吸中止症的可能。還有食物過敏，從嬰兒身上看到食物過敏對他們造成的痛苦反應，更擾亂睡眠，嬰兒都如此，不用說家裡的其他成員。這些過敏情況都會讓你醒來時感到疲倦，加上許多抗過敏藥物也是如此。如果你覺得過敏了，或突然出現打噴嚏、眼睛發癢或流鼻涕等過敏症狀，看醫生時請與醫生討論你清醒時的狀態，更要和醫生說過敏如何影響你的睡眠。

3
失眠者的好睡祕訣
Sleep for the Insomniac

每當有新病人來找我，我都會先問他們為什麼來看我，他們主要關心的問題是什麼。他們說：「我睡不著」，我的回答是：「可以，你可以的。」每個人都睡覺；如果你不睡，你就死定了！

睡覺是一種生理需求；睡覺的方式卻是學來的。就像吃飯也是學來的一樣，我們睡覺是教出來的。所有新生兒都喝奶，但全球各地的五歲兒童都有不同的飲食習慣。睡眠也是如此。就算你的睡眠問題源自生理，但連續幾個月或更久時間睡不好一定有行為因素在其中。一旦解決了睡眠的生理障礙（參見上一章〈從解決打鼾開始〉），就該把焦點放在行為學習上。

諷刺的是，你學到的睡覺方法越合邏輯，就越有可能把它搞砸。當我告訴病患這些事時，他們通常會笑，但你幾乎可以看到他們頭上出現大燈泡。想修正行為造成的睡眠問題，正確方法可能違反直覺。我有很多病人是矽谷的電腦工程師，他們對睡眠採取了追根究柢的分析方法，但最終只會把它搞砸！

在本章中，我會幫你確定你是否患有失眠症，並列出幾個可讓你睡得好的簡單步驟。其實這些資訊對想要睡得更好的**每個人**都很有用，但失眠患者尤其會從這些小祕訣中受益。

暫時性失眠與慢性失眠

通常睡得好的人忽然一兩個晚上睡不好，這多半是因為某些短暫的因素所造成——像是對前一天發生的事情感到焦慮，或者攝入太多咖啡因。（就像我要趕早班飛機時，就會起得好早好早，尤其是當我睡在旅館時。）只要這些問題解決，失眠就會消失，這情形稱為短暫性失眠。一般來說，這種無法入睡的情況會持續一兩個晚上至一到兩週。這情形也可能不時重複發作或隨機發生，但沒有必要去看醫生。暫時性失眠對身體的危害不是睡眠不足，而是會欠下睡眠債。一般來說，對於壓力引起的短暫失眠，醫生通常不願意為這樣的患者開安眠藥，但是經過風險／收益比的評估，在很多情況下是可以短期使用藥物的。（請參見98頁更多相關訊息。）

需要更多關注的是反覆發作的失眠，慢性失眠症的問題在於患者的睡眠變得捉摸不定、無法預測，就像困在陷阱出不來，甚至可以持續數月甚至數年睡不著。國際睡眠障礙分類（International Classification of Sleep Disorders）將持續超過三個月的失眠才稱為「慢性」，這種狀況與處理暫時性失眠完全不同，需要不同的對應方法。

慢性失眠症者的人生

對於睡眠狀態相對平安無事的人來說，很難理解失眠對生活造成的影響。在與數月或數年不安定、不可測的睡眠奮戰後，失眠患者已經被訓練成對睡覺這件事特別緊張在意，呈現高度警覺狀態（hypervigilant）；光是想到睡覺這個念頭就會令他們夜不成眠！他們無法平靜入睡，睡得不安穩，一再想今晚怎麼會失眠得這麼厲害，或沉溺過去發生的事，一直後悔不安。最糟糕的是，他們說服自己，明天過得好不好竟取決於今晚睡得好不好。

請試想一個類似的場景，就說是進食好了。我們大多數人都很幸運，或多或少總能預測自己會在什麼時候吃和吃什麼，如果我們需要，食物總是買得到。因此，我們可以根據自己在不久將來可能的進食狀況來計畫自己的膳食。例如，如果你預期將有一頓豐盛晚餐，那天中午就可先吃一頓清淡的午餐來平衡一下。但如果進食變得不可預測呢？如果你覺得將收到的食物數量超出控制範圍怎麼辦？如果在某些日子有很多好吃的食物，但在其他日子食物短缺怎麼辦？你可能會著魔似的儲存食物以備不時之需，然後從醒來的那一刻起到晚上上床睡覺為止都在想著食物。同樣地，當睡眠變得不可預測時，就會產生焦慮和高度警覺，這是可以理解的。

失眠通常會變成家庭議題。如果親人的睡眠狀態很糟糕，家中成員更會覺得緊張敏感，每天戰戰兢兢避免打擾失眠者，即使幼小的孩子也是如此。當家人已經體貼地盡量安靜了，失眠者卻仍然睡不好，這可能引起更多內疚和自責，讓失眠變本加厲。多數情況下，失眠者的睡眠與家人的行為關係不大，而是出在自己的睡眠有問題。

也就是說，大多數失眠症者的睡眠問題都可以得到改善。慢性失眠有潛在的條件，但通常是習得的行為。這是個好消息，因為這就表示失眠是可治療的！

良好的睡眠模式需要時間養成

這是可以理解的：你非常想睡覺，想到你心慌意亂，渴望快速搞定。但你不會在短短幾天內改變多年來糟糕的睡眠，你的睡覺模式已經根深蒂固，已經有抗拒力了——而我們通常對睡眠的渴望太在意了，以致在新習慣鞏固前就放棄了。如果你只根據一兩個晚上的嘗試就決定新方法是否有效，最後只會讓你對睡覺這件事更高度警覺，然後再次失眠。

為了真正改善睡眠，請努力練習本章列出的技巧六到八週。預計幾週後就會覺得睡眠習慣正慢慢養成，然後會出現穩定、明顯的改善。一開始感到沮喪或不安是正常的，但要有耐心，請記住，大腦很快就會抓住你的挫敗感。如果大腦覺得某件事情怪怪的，它就不會睡了，要睡也只會短暫入睡。

當你利用我列出的方法幫助睡眠時，最好做個睡眠日記，追蹤自己的入睡時間。記錄那一天的感覺：神清氣爽嗎？沒有昏沉嗎？還是覺得疲憊、無精打采、易怒？翻查紀錄，就可以隨著時間進展確定睡眠是否有改善。

失眠是思想家的困擾

日子多半是這樣過的，如果你在當天待辦事項清單上列出十項，完成了八項，正覺得幹得好，可以拍拍枕頭跳上床好好睡一覺，但那兩件**沒**做的事情這時竟然浮上心頭。現在你想睡覺，可是你也不想忘記你該做的事。結果適得其反。人一旦入睡，睡著那一刻就不復記憶。（你可以告訴我你什麼時候去睡覺，但你不能告訴我你什麼時候睡著的！）所以最好在睡前預留一段思考時間，讓你的運作系統擺脫這種無謂擔憂。

多數人都無法定下心來想事情，直到他們跳上床要睡了，那時候一天的心煩意亂才消失，才不分心。這就是為什麼人們很難「關閉」他們的大腦，或者堅持必須在背景中打開電視或收音機，分散注意力直到睡著。雖然大腦從未真正關閉過，但有一些有效的技術可以防止雜念瞬間閃過、反覆出現不斷干擾睡眠。

只需要每天晚上先離開臥室大約十五到三十分鐘，最好是在所有工作和活動都做完之後。請坐在遠離臥室的安靜場所，拿著筆記本，而不是筆記型電腦或手機（見104頁），然後寫下你明天要完成的事。從家務之類的平凡工作開始寫，列出那些你想做但沒時間做的事情，比如收到生日禮物後該回感謝函，或打電話給老朋友，包括任何你擔心或掛念的事。最後，記下你一直想做的事或想去的地方。給自己一些時間定下來專心思考這些念頭，然後合上筆記本告訴自己：「今天已經夠了；無論有什麼事，沒做的可以等到明天。」**把話說出來，並相信它**。然後花一點時間做一些放鬆的事，例如看看閒書，泡個澡，當作一天結束時的獎勵。當你打哈欠開始打瞌睡時，爬上床。

如果你的念頭再次如萬馬奔騰，請提醒自己重要的事已經寫下來，這一天結束了，你已經為明天做好準備了。早上醒來的時候，花點時間重讀你前一天晚上寫的東西。你會發現，讓你擔心到放不下的問題在清晨柔光中看起來似乎沒有那麼嚴重。請把這件事當成每日例行公事，繼續安排睡前思考時間。如果你像我的大多數患者一樣，那你在夜間醒來雜念奔騰的狀況將會減少。

逃離擔憂

擔憂睡眠可能是某種陷阱。如果你認為明天的成功取決於你今晚的睡眠品質，那你就是在自找麻煩，將自己陷入今夜必定失眠的陷阱中。這種擔憂會向大腦發出警報，大腦用保持清醒、盡量少睡作為回應。這時的大腦只是做它該做的事，因為睡覺是人類最危險的活動，我們在睡覺時最脆弱。而你的大腦將危險和壓力解讀為同一件事，它對發出危險警報的生物反應就是睡得少或根本不睡。

同時，睡眠屬於大腦的恆定性功能。恆定性是生物系統用來達成平衡的機制，這表示大腦在睡眠期間努力自我恢復。這是一個簡單而強大的概念。如果你在夜間醒來，不要對自己太嚴厲；請記住，頻繁醒來是睡眠週期的正常功能（參見25頁），試圖阻止這個過程只會引發無休止的惡性循環，讓你不斷地睡睡醒醒。你要安慰自己，告訴自己睡眠會再來的，大腦的恆定性保證它一定會發生。

擔憂陷阱：個案研究一

失眠症患者的高度警覺

我的老病患茱迪斯是個紐約大老粗，但她非常自豪。她抽菸、賭博、雞尾酒隨性喝。如果她不喜歡你，她會讓你知道——但是一旦你獲得她的尊重和信任，她就會展現她甜美善良的一面。她第一次見到我時，我三十二歲，她叫我「孩子」。她在CBT-I表現不佳（CBT-I是「失眠認知行為治療」，詳情參見79頁），我們一直在為她的失眠症找尋合適的治療方法，但這一路上，狀況起起伏伏，時好時壞。

茱迪斯一直在服用10mg的Ambien（台灣藥名為史蒂諾斯，成分為zolpidem），但效果有限，她仍然難以入睡。所以當市場上推出12.5mg增加劑量的新藥時，她來問我是否可以嘗試。我給了她一些專業樣品，並告訴她讓我知道效果如何。

第二天早上，我收到藥劑師發來的緊急訊息，通知我顧客很不高興。藥房開門時，茱迪斯已經站在藥房門前，她確信她拿到的是安慰劑，因為12.5mg的新配方對她沒有任何作用，她整晚都在擔心怎麼還沒睡著。茱迪斯要求藥劑師拿給她看新藥的外觀。我打電話給茱迪斯向她保證我給她的樣品是真的，她說：「你很幸運，你給我的藥和藥房裡的一樣！」

我一面聽著病人描述狀況，就想到失眠患者對睡眠實在過度警覺了。我推測她懷疑我用安慰劑騙她，所以心煩意亂，無法入睡。只是改變藥物劑量的新事件就讓她高度在意的毛病發作，一個原本可以改善她睡眠的變動卻一下加劇了她的失眠。我告訴她在接下來的幾個晚上繼續服藥。到了週末，她打電話來說她睡得比較好了，她繼續服用12.5mg的劑量。

日子就是這樣，你可能睡得好，也可能睡不好。如果你正對日常的睡眠做一些小改變，請先堅持幾天，再決定此事是否有幫助。只靠一晚就判定新療法的功效，最後只是無濟於事，只是更加深自己對睡眠狀態的過度緊張，更會失眠。

擔憂陷阱：個案研究二

失眠和安慰劑效應

如果查看安眠藥上的處方訊息，你會看到服藥者和服用安慰劑者的副作用比較。是的，就算服用安慰劑的那一組也會說自己有副作用！常見的例子是說自己有隔日鎮靜作用（next-day sedation）或睡眠宿醉（sleep hangover）。

為什麼安慰劑會有副作用？請設身處地，把自己當成參加新藥實驗的失眠者想一想。你自願參加是因為你希望新藥能幫助你睡得更好。通常加入這種實驗的志願者不准服用任何安眠藥，因此他的失眠狀況很可能在短時間內很快惡化。一旦實驗開始，自然而然會假想自己走好運，拿到的是新開發的活性劑而不是安慰劑。結果，高度警戒降低了。都已經累積幾天都睡不好了，加上警戒度變低，兩相結合，你和安慰劑組的其他人都會報告睡覺情況變好。因為睡眠時間比平時長，醒來時就會感到昏昏沉沉（更多內容請參見33頁）。但你並沒有意識到這是正常反應，而將隔天起來的昏沉感報告為新藥的副作用！

因為補眠會讓我們昏沉，所以我經常警告病人避免只服用新藥一晚就太快下定論。

固定起床時間

失眠患者通常會把注意力放在很難入睡這件事上，能提供大量睡覺狀況的詳盡資訊，包括瞌睡時間、醒來頻率以及夜間清醒時間。但當被問及起床時間時，答案變得模糊——「要看情況，」他們說：「要看我什麼時候入睡。」要解決睡眠問題，在行為上要糾正的第一步是固定起床時間。失眠症患者經常說他們會做「任何事情」來改善睡眠，但當我要他們每天在同一時間起床時，他們的第一反應是「我做不到」。但事實是，強迫自己在特定時間醒來比在特定時間入睡要容易得多。如果你每天可以在同一時間起床、同一時間去睡，到最後強大的生物時鐘一定會幫你把入睡時間調得更可預測。

逐漸增加睡眠

在一天晚上就要把你的總睡眠時間增加是很難做到的。這是因為睡眠恆定性和近日節律上的衝突，睡眠由恆定性驅動，近日節律則左右睡覺／清醒的排程，這兩個生理系統可能相互對立。體內的平衡系統可能希望你睡得更久，而近日節律系統推算出「黎明」將與昨天早上出現的時間大致相同，所以在你獲得所需的額外睡眠前就把你吵醒。

如果你想將平均睡眠時間每天增加一小時，請漸漸導入新習慣：一開始，只比平時早十五分鐘上床，比平時晚十五分鐘起床，這樣持續一到兩週。如果發現自己入睡情況良好且按時起床，請重複這個過程，再提早十五分鐘上床，晚十五分鐘起床。將睡眠時間延長三十分鐘，習慣這個新的例行程序，然後再增加三十分鐘，如果你的目標是把總睡眠時間延長一小時，這是更簡單的實現方法。

再入睡的方法

很多失眠症患者在床上醒著的時間比睡覺的時間長，床變得和睡覺沒有關係。床用在睡覺外的活動越多，床和睡眠間的聯繫就越弱。請讓下句話成為你隨時誦念的咒語：**臥室是用來睡覺的**。

如果你在夜間醒來卻睡不著了，請試試以下方法：

・**不要看時鐘**。如有必要，把鬧鐘轉到自己看不到的地方。如果你想知道現在幾點，就是晚上，這就是時間！

・**安靜地躺著，專注呼吸**。讓自己心情安定，一定會睡的，總是如此。

- **如果幾分鐘後發現自己焦躁不安，請起身離開臥室**。放空，不要做任何有生產力的事，例如家事或工作（這些都是強化你很難睡著的因素）。讀一些沒營養的東西——例如你的冰箱維修說明書。
- **不要打開電腦或電視**。找出有趣的東西來讀來看只是獎勵失眠，讓事情變得更糟，造成惡性循環。再一次，拿起冰箱維修說明書！
- **不要吃零食**。吃也可能是一種獎勵，強化失眠（更不用說深夜進食可能會變胖）。
- **不斷提醒自己，你的睡意一定會回來**。只要有睡意，請回到床上——而不是沙發或椅子上。

你不會想睡得跟嬰兒一樣的……

以為嬰兒時期是我們一生中睡得最好的時候，其實是誤解。事實上，嬰兒睡得時間很短，一下就會醒，他們的睡眠週期經常被晚上每兩小時或四小時一次的餵奶時間打斷。（但是，嬰兒在躺下時確實睡得很熟，且幾乎可以在任何嘈雜聲中立刻睡著。如果嬰兒午睡時，你怕吵醒他所以踮著腳行動，請放輕鬆——嬰兒正處於夢境深處。）

……你確實想睡得和九歲孩子一樣

在人類社群中誰是睡得最好的人？是在小學念書的孩子。請想像二、三年級學生，他們典型健康快樂的生活方式：一放學回家，吃點心，沒什麼家庭作業。吃完晚餐接著就去玩，但一定要在固定時間上床睡覺，那是家規——父母不管如何都會把孩子塞進被窩，甚至念床邊故事。當你九歲時，不必擔心要付租金或房貸。只是被人叫醒，吃早餐，然後送到學校。九歲的孩子很容易入睡，似乎一覺到天亮，醒來時神清氣爽，持續一整天精力充沛，不打瞌睡。

這些孩子有固定規律的作息，在平靜狀態下入睡，感到安全、舒適和被愛，人就應該這樣去睡覺。所以如果你很難入睡或很難一覺到天明，請不要對自己太苛刻。如果你以正確的心態上床睡覺，你會睡得更好。無論你醒著時壓力有多大，如果你重新調整心態，給自己一點愛和積極的力量，再把自己塞進被窩，你就會睡得更好。你的生活反映你睡得如何，睡得好不好也反映了你的生活。

區別勞累和睏倦

很多人都喊著好累好累，但就是睡不著，然後心情沮喪，甚至用盡一切努力想讓自己入睡，但似乎一點用都沒，只是讓自己**更**累。這樣說好了，假設起床後你做了一百下開合跳，你可能會感到疲倦，但這不會讓你感到睏倦。（事實上，晚上做運動還會讓你精神更好——有關睡眠和運動的關係，請見84頁。）

疲倦和睏倦這兩個詞實際上是兩個不同的東西。這是簡單但重要的分別。你可以在豪華飯店的客房待上一整個星期、躺平什麼都不做，你也不會感到疲倦，但你還是會週期性地睡覺。甲狀腺素低下也會讓你感到疲倦但不想睡。要好好區別你只是單純的疲勞還是犯睏，因為每種情形都需要不同的解決方案。累了要休息，睏了要睡覺。

請把午睡想像成吃零食

如果你少吃一頓正餐，那麼在兩餐之間吃點零食是可以的。但如果你吃了零食，卻飽到讓你在晚餐時吃不下東西，那麼這個習性就成了問題。睡眠也是如此：小睡會降低睡眠欲望，阻礙你一覺到天亮——但它也可以滿足睡眠不足者的睡眠飢餓感。（事實上，如果你在小睡片刻時，卻做了生動的夢，這就是你睡眠不足的跡象。）

理想情況下，打個小盹是可以的，大約四十分鐘就夠了。睡得再長，尤其是超過九十分鐘的小睡，會讓你醒來時感覺昏鈍。這種現像有時稱為睡眠宿醉，這是受到睡眠慣性左右的生理現象。基本上就是我們睡了這麼久了，就會繼續想睡，所以醒來時就覺得不舒服。

然而，白天打個盹的確可以讓你充滿精力——這就是為什麼在工作場所打個盹的想法正在經歷某種文化轉變。為什麼在辦公桌前吃午飯是專注工作的標誌，而在辦公桌前打盹卻視為懶惰？員工充分休息就可以提高生產力，這一事實也讓某些工作場域引進精美的小睡艙、休息室和其他用來睡覺的創新發明。我敢打賭，如果你在休息時間很快把午餐吃完並小睡二十分鐘，起來後會更加清醒、生產力大增，變成快樂的員工結束這一天！

有些失眠者告訴我，他們午飯後在躺椅或沙發上睡著了，晚上在自己床上就睡不著。如果這種情況發生在你身上，試著去你晚上睡覺的地方打盹，這更進一步強調床才是睡覺的地方。

CBT-I可以幫忙睡好覺

如果上述策略不足以緩解你的失眠症，那麼失眠認知行為療法（cognitive behavioral therapy for insomnia，簡稱CBT-I）可能是正確的解決方案。CBT-I在治療失眠症的成功率讓人讚嘆：超過三分之二的慢性失眠患者若接受CBT-I治療，大約在兩個月內可以無需依賴藥物睡得更好。（如果這時間聽起來還是太久，請想一下，對於那些已經忍受多年都睡不好人來說，只花兩個月，卻能一輩子睡得好，這是很值得的投資！）

CBT-I可以在小組環境中進行，也可以與治療師一對一進行，甚至輕度失眠症的患者也可能覺得自己就能以CBT-I原則來改善睡眠（網上有可用的app）。

CBT-I是基於以下假設成立的：慢性失眠患者會以現在的方式睡覺是因為過去的睡眠不良經歷和錯誤觀念造成的，這些錯誤讓他們對睡覺有定見，所以養成如此睡，但這些行為其實正加劇他們的睡眠問題。當你患有失眠症時，睡覺就成了熱門的話題，家人朋友會自動提供很多睡眠相關建議。你會比大多數人接觸更多關於睡眠的知識，自然而然地認為你對睡覺了解很多。但是當使用CBT-I療法時，你可能會發現你堅信的某個資訊讓你走上錯誤的道路。例如，一開始你可能覺得喝了酒後睡得更好，但長期來看，每晚飲酒只會使睡眠問題變得更糟。

CBT-I的目標是提供資訊，幫助你以不同的方式思考睡眠並調整行為，進而逐步改善。CBT-I的建議事項會激發你的觀念和行為進一步變化，而療程會像滾雪球般地慢慢扭轉失眠的惡性循環。

失眠最令人沮喪的事情就是你一直努力去睡，但感覺只是在浪費時間。你可能在床上躺了八小時，但只睡了五小時。這種試圖入睡卻浪費時間的行為可能會讓你覺得睡眠不受控制。有一種常用的CBT-I行為療法稱作睡眠限制療法（sleep restriction therapy），它用更窄的時間窗口規定你實際躺在床上的時間，通常來說，你只能躺五個半小時到七個小時，並在固定的時間起床（無論你前一天晚上睡得如何），在一天的其他時間都避免睡覺。在睡眠限制下，身體的恆定驅動提高了保持睡眠狀態的能力。隨著睡眠改善，再逐漸增加你待在床上的時間總量，讓上床和起床間隔的時間每週大約增加十五到三十分鐘，直到你對睡眠量感到滿意。

當你完成睡眠限制療程後，就可以應用刺激控制療法（stimulus control therapy）。就是CBT-I指導原則中的典型的刺激控制，目的在加強臥室與睡眠之間的聯繫，包括只能在睏倦時上床睡覺，規定某個時間絕不能再睡，到時一定得起床。如果你仍在床上翻來覆去睡不著，只是感到沮喪，還有別的可行步驟，讓你睡覺恢復正常：請參閱73頁的「再入睡的方法」。

除了睡眠限制和刺激控制，你還可以結合放鬆練習或正念冥想（例如86頁討論的內容），降低你對睡眠產生的焦慮。目的是消除你對睡眠的多慮和擔憂。我最喜歡用來阻止自己想東想西的技巧是安排一段思考時間（請見64頁）。

4

夜晚日常

A Day in the (Night) Life

就如睡眠品質會影響我們清醒時的生活，我們白天的行為也會影響我們的睡眠。這章討論食物、飲料、運動、電子設備、藥物、寢具等對睡眠的各種影響。還會告訴你如何整合某些行為，如冥想或放鬆，讓這些技巧融入日常生活幫助睡眠。最後，我也會說明我們在各地旅行時遇到的常見睡眠問題，我會告訴你在飛機上睡覺的小技巧，還有如何適應日光節約時間。

活動

運動和睡眠

規律運動，即使每天只做十分鐘，都可以幫助我們睡得更快，睡得更多，也提高整體睡眠品質。運動會增加人體生長激素（human growth hormone，HGH）的分泌，進而促進修復，讓我們睡得更深沉。健身有助減輕體重，改善情緒，也可帶來更健康的睡眠。運動也有其他好處，例如減輕壓力，這也可以促進睡眠。

但若站在助好眠的立場，什麼時間是最佳的運動**時間**呢？目前科學界還未對這個問題達成共識。因為運動產生的腎上腺素和燥熱需要一段時間才會消散，所以睡前進行劇烈運動可能會適得其反。當我剛開始踏入睡眠醫學領域，老師教我的是晚上運動可能會讓人更難入睡、更難睡得安穩。然而，對於許多人來說，晚上可能是最方便的運動時間——我們通常在早上趕著上班上課，想在平日白天找時間去運動是不切實際的想法。長期以來，我對難入睡或睡不著的患者提供的運動建議是，在晚上只能做被動的伸展或靜態的瑜伽。然而最近的研究發現，運動時機可能並不重要，晚上運動的確使人更難入睡，但只要睡著了，就會睡得更沉。在睡前一小時內進行劇烈運動仍然有可能擾亂睡眠，所以在跳上床前就要完成既定的健身功課。不要用天色已晚時間不適合作為藉口。

正念冥想有助睡眠

有人說，睡眠是最好的冥想。但對很多有睡眠障礙的人來說，冥想可以幫助他們平靜忙亂的思緒。就如第82頁講的，正念冥想技巧和呼吸練習通常納入治療失眠症的行為療法。這是有道理的：失眠的人總是想東想西，過度擔心睡不著可能帶來的災難性後果。正念技巧訓練我們把念頭停留在當下，不要擔心後悔，不要一直糾結在自我挫敗的節點上想不開。

你可以隨時隨地練習冥想，但對於睡不好的人來說，最好的冥想時段應該是睡前。請找一個安靜平和的環境，閉上眼睛，專注於呼吸，穩定、深沉、自然地一呼一吸。你可以觀想某個輕鬆的場景，可能是一片海灘或是澎鬆的雲，手放在腹部，專注於呼吸的起伏。想像每次吸氣時，氣從腳慢慢上升到頭部。有許多app提供冥想指南，包括某些專門對治睡眠問題的app。

一開始心思不定是很常見的，別氣餒；只要輕輕地將注意力重新引導到冥想呼吸上。請試著每天冥想十分鐘，至少持續八週，再決定它是否有幫助。

做愛之後會想睡嗎？

每當有人問我這個問題，我都會反過來問**對方**在睡眠和性方面的情況。性是高度變異的活動，所以我會收到各色各樣的回答也就不奇怪了。你可能以為做愛有助睡眠（它確實可以），但人類在一天中任何時間都可以做愛。如果我們做愛的時候突然睡著了，那就麻煩了！一般說來，如果你已經有睡意，性高潮**可以**幫助你感到睏倦，因為性高潮會釋放促進睡眠和放鬆的催乳素（prolactin），還有讓人鎮靜和增進社會聯繫的催產素（oxytocin）。但考慮到體力消耗和大量流溢的化學變化，性也讓人覺得精力充沛。

食物與飲料

酒是一把雙刃劍

喝酒會幫助你更快入睡，如果你喝得夠多，它甚至可以讓你昏過去。但它不會讓你睡得安穩，酒精會破壞睡眠的自然修復作用，還因為代謝過快，無法讓你一覺到天亮。酒是一種鎮靜劑，所以你得到的睡眠更像是一種被擊昏的感覺，而不是安寧的睡眠。更糟糕的是，酒會加重睡眠障礙，會讓阻塞性睡眠呼吸中止症更嚴重。

架子上很多標榜助你好眠的非處方藥都是利用酒精和抗組織胺搭配組合。酒精有助於快速入睡，抗組織胺有助讓人睡得沉。然而，這些產品的功效很快就會消失，只要幾天，藥效就不可靠。更重要的是，它們並沒有先解決患者難以入睡的核心原因。

咖啡因很複雜

睡眠剝奪已像是流行病一般出現在社會，看看目前咖啡館盛行，睡眠剝奪的流行也就沒什麼好奇怪了。咖啡因是全球最暢銷的精神興奮劑，九十%的成年人都說自己經常攝入咖啡因。我就像大多數的醫生，也提倡這條古老的睡眠衛生法則：睡前六到八小時避免攝入咖啡因。但針對咖啡因如何被身體代謝以及咖啡因如何影響大腦等議題，最近出現新的研究，研究結果告訴我們，老規則不再那麼簡單了。

如果適度攝入，咖啡因通常可以提高健康和生活品質。目前一般對咖啡因攝取量的建議為，成人每日咖啡因的攝入量需限制在200mg到400mg之間，大約是普通咖啡杯兩到四杯的量。然而，並不是每個人對咖啡因的反應都一樣。咖啡因的作用取決於各種因素，包括每個人的遺傳基因，就像新陳代謝，以及年齡、有無肝臟疾病、是否肥胖、吸菸史和飲食。咖啡因還與很多藥物相互作用，例如，使用口服避孕藥會增加咖啡因的半衰期（意思是它的效果會延長）。有些人對咖啡因過敏，而大約有同樣數量的人對咖啡因有抗受性或低敏感，若是反覆攝取咖啡因會對副作用的耐受性更高。總而言之，傾聽自己的身體。如果你覺得在晚餐後來一杯咖啡對你沒有任何不良影響，就請盡情享用吧！

話雖如此，吹噓自己可以在睡前喝咖啡卻仍然睡得著，並不是什麼值得驕傲的事。我們的大腦要靠一種叫做三磷酸腺苷（adenosine triphosphate，簡稱ATP）的分子才能運作。當我們的ATP耗盡時，副產品腺苷（adenosine）會在大腦中生成。大腦中腺苷的含量越高，我們就越覺得睏。咖啡因會占據大腦的腺苷受體，這也是為什麼喝咖啡會讓我們感覺沒那麼想睡。因此，如果你喝了一杯濃縮咖啡後還可以入睡，這可能表示，你的睡眠債已欠了太多（見32頁），在大腦積累太多腺苷，多到連喝濃縮咖啡都無法讓你保持清醒。

水不是問題，直到它變成問題

通常當我們睡覺時，身體產生的尿液比較少，因此會睡久一點，不會一直想起來上廁所。很多人睡覺時會在床邊放杯水，尤其在冬天，因為開暖氣可能會讓空氣更乾，或者他們在晚餐時吃了很鹹很辣的食物——這也完全沒問題。但如果你需要在床邊放杯水的原因，是因為你經常被口乾舌燥弄醒，那麼你可能張嘴呼吸在打鼾，應該去看醫生。還有些藥物也會讓你感到口渴。

如果你一直口渴**且**要下床小便，你可能患有睡眠呼吸中止症，請聯絡你的醫師（參見203頁）。因為情況聽起來是，你不但打鼾、醒來精神萎靡，然後你晚上還需要起來喝水，同時還要去尿尿排水，這表示你睡覺時的生理狀況可能有問題。當人喉嚨變窄，就如發生阻塞性睡眠呼吸中止，最後會讓腎臟產生**更多**尿液而不是尿更少，這會造成一連串的麻煩。如果排空膀胱的信號夠強，你會醒來去排尿。如果不顧信號繼續睡覺，你就會尿床。（這就是為什麼不准尿床的孩子喝水是錯誤的。光是喝水這件事，通常不是孩子尿床的原因；尿床與身體其他因素的關係更大。有關其他尿床的資訊，請參考第172頁。）

睡前兩小時不要吃東西

基於以下原因，睡前進食可能會出現問題：睡前吃飽會加劇胃酸倒流導致胃灼熱，這是一種真正的睡眠障礙（見下一頁）。雖然人們多半認為睡前吃高糖食物會讓大腦過度興奮干擾睡眠（但這不是大腦處理糖分的方式），**事實是**，不管吃什麼食物，只要吃宵夜就更可能讓我們變胖。吃宵夜甚至有一個與肥胖脫不了關係的名字——夜食症候群（nocturnal eating syndrome）。當我們疲累又睡眠不足時，通常會更衝動地想去吃東西，並想吃一般我們避免吃的那些濃重、油膩或不健康的食物。當我們睏倦睡不著，或者想睡卻不能睡的時候，最容易亂吃東西。最後提醒一句，有些要在晚上服用的藥物空腹吃效果更好。食物會影響安眠藥等藥物的吸收，會讓效果不穩定，或減損藥效。

但另一方面，也不要養成餓肚子睡覺的習慣，這樣會擾亂睡眠、分解肌肉，甚至加劇與睡眠有關的飲食失調。

胃灼熱和睡眠

胃灼熱、胃酸是胃食道逆流（gastroesophageal reflux disease，簡稱GERD）的症狀，是一種因為胃酸逆流進入食道引起的疾病。在食道與胃的交界處有肌肉瓣膜允許食物進入胃，並防止胃裡的東西返回食道。但是當這個閥門發生故障，結果就是胃酸傷害。胃食道逆流在懷孕期間更為常見，這也是女性在懷孕時總是睡不好的另個原因（有關睡眠和懷孕的更多資訊，請參見180頁）。對於大多數人來說，偶爾犯一次胃痛、胃灼熱並不是嚴重的問題，但如果問題一直沒解決，胃灼熱會引起很多併發症，會對食道產生重大傷害，有更高風險得到食道癌。

治療胃灼熱的方法有藥物和手術，手術目的在於識別常見誘因並將其最小化。重力在胃灼熱上似乎扮演重要角色，躺下會讓胃酸湧出，有胃灼熱的人多半在睡前最有感覺。有時胃酸逆流會非常嚴重，可能讓你因為口中的苦味醒來。降低胃食道逆流症狀的常見策略是避免平躺——例如，你可以多墊幾個枕頭抬高上身。你可以減少咖啡因攝入量、少量多餐、避免睡前飲酒，戒菸也有幫助。有關胃食道逆流，還有一個常被人忽視的原因是阻塞性睡眠呼吸中止症（參見44頁）。胃食道逆流會影響睡眠，而睡眠呼吸中止會使胃食道逆流病況惡化。只要把睡眠呼吸中止症治好，任何胃痛、胃灼熱症狀都可以得到改善。

熱牛奶能改善睡眠嗎？

某些家庭的夜間傳統儀式是讓孩子在上床前給他們喝一杯熱牛奶。這項習俗的起源可能來自晚上照顧幼兒的延伸，在過去，兒童喝母乳的時間比現在長，有些成人對這個充滿愛的童年傳統留下美好回憶，睡前一杯熱牛奶可以讓那些大人放鬆。牛奶也是一種富含蛋白質的好零食，讓你避免空腹入睡。但是溫牛奶本身不含任何促進睡眠或幫助失眠者睡得更好的化學特性。但如果你喜歡這個傳統，也沒有理由停止它。

睡前來杯花草茶

坊間有各種各樣的茶標榜有助眠功效。如果偶爾喝一杯，任一款茶都可促進睡眠。花草茶的助眠成分通常是纈草和洋甘菊；單獨使用洋甘菊並沒有持續助眠的功效，而纈草的確有溫和的鎮靜作用，首次喝會讓人昏昏欲睡。然而，這些鎮靜作用最後會隨著夜夜使用而消失，特別是睡眠障礙的根本原因並沒有得到解決的時候。對這些患有慢性失眠症的人來說，沒有一種花草茶有足夠能耐可治療失眠。儘管如此，在一天結束時喝杯茶放鬆一下，當作日常活動的一部分並沒有錯。

吃海鮮和家禽能助眠？不太可能吧？

總是有東一篇、西一篇報導說吃海鮮能幫助睡眠，這件事沒有科學根據。目前的研究揭示，吃海鮮對睡眠的改善非常少；一般來說，受試者的睡眠情況與服用安慰劑的人相比，受試者的睡眠品質沒有更好。對於某些人來說，魚類中的鋅和維生素B_6等營養素可能會帶來一些正面影響。但如果你有嚴重的失眠問題，成為魚素者不可能解決問題。

談到食物如何影響睡眠的議題中，有個說法是攝入大量氨基酸中的色氨酸（typtophan）會讓人想睡，而雞肉與火雞肉中有很多色氨酸，這是神話。在對照實驗中，攝入大量色氨酸的人並不比攝入安慰劑那組的人更睏。是的，你可能在感恩節大餐後感到睏倦，但這是因為暴飲暴食、旅途疲勞，且在下午用餐，那時候正是我們清醒程度降低的時候，加上用餐時喝酒。或者吃大餐正是在下班時，你的心情正輕鬆，所以讓你在吃完火雞後昏昏欲睡。

安眠藥、藥物和補充劑

安眠藥的現狀

現在處方開立的安眠藥（也稱為催眠藥）在很多層面都比過去更安全，在過去巴比妥（barbiturates）和安眠酮（quaaludes）等重型藥物被用於助眠，而現在的趨勢是讓處方安眠藥更安全而不是更強效。事實上，現今一些非處方安眠藥往往比處方安眠藥有更危險的過量反應，但偶爾使用安眠藥來幫助你對抗暫時性失眠是可以的（例如當你的岳母來訪時）。

但是對於已經三過月以上睡不著又睡不穩的人來說（稱為慢性失眠症，見59頁），晚上入睡變成一段焦慮不安的不確定時期。將安眠藥加入這團混亂無疑增加另一層擔憂，特別是有明顯的緩解效果。失眠者可能一直想：**今晚狀況會有多糟糕？我需要一粒還是兩粒？如果我的藥用完了該怎麼辦**？當人們說沒有處方安眠藥他們無法入睡時，安眠藥的使用就成了問題。安眠藥需要開立處方的主要原因之一是它們會變成依賴。任何安眠藥的整體目標是讓患者在**不**依賴藥物的情況下輕鬆入睡且一覺到天明，醒來時精神煥發。大多數失眠症患者在解決失眠症的根本原因後會睡得更好（請參閱57頁開始的〈失眠者的好睡眠祕訣〉）。

要自然入睡請不要用「天然」助眠劑

健康食品店的貨架上擺滿「天然」助眠劑，很多產品都號稱有隨時間遞減的溫和鎮靜作用。但鎮靜不等於自然睡眠。一般來說，這些輔助工具最適合偶爾出現的失眠症；當談到慢性失眠時，許多似乎一開始有效的助眠劑最後都會失效。從長遠來看，依賴補充劑並不能解決睡不好的根本原因。以下我會說明市場上最受歡迎的補充劑。

- **CBD（Cannabidiol，大麻二酚）**。人們越來越有興趣把大麻衍生物CBD用在各種治療上，睡眠是其中之一。事實上，出現更多的親身體驗和初步研究都表示，CBD可能真的有助治療失眠。但在完成長期的隨機臨床試驗前，很難推薦CBD。我們需要知道效果是否持續，以及有無任何不良影響。

- **GABA（gamma-aminobutyric acid，γ-氨基丁酸）**。GABA是一種氨基酸，是大腦中最重要的神經遞質之一，有助減少焦慮和促進睡眠。許多常見的處方安眠藥（如Ambien）就是靠著增加大腦中GABA的活性產生功效。這是天然存在的化學物質，它也做成非處方助眠劑來賣；然而當GABA在胃裡消化時，無法對大腦產生太大影響，用它來產生睡意並不可靠。

- **鎂（Magnesium）**有鎮靜作用，當作瀉藥的鎂乳可以放鬆腸道肌肉。但補充鎂可治療慢性失眠的證據並不充分。

- **褪黑激素（Melatonin）**是一種自然生成的激素，當大腦覺得天要黑時，松果體就會分泌褪黑激素。服用褪黑激素補充劑可以幫助成年人更快入睡（根據研究結果，它**確實**能幫助兒童更快入睡），但對於多數人來說，它無法讓人睡得安穩不斷續，也無法顯著增加總睡眠時間。褪黑激素製劑的純度和品質波動很大，瓶子標籤上的說明往往與實際藥丸中的成分有很大差異。這種差異性可能是人們對它反應各不相同的原因，有人說褪黑激素沒有用，而另些人則聲稱褪黑激素讓他們一覺到天明。

讓失眠更嚴重的藥物

你可能不知道很多藥物會對睡眠產生不良影響，普萘洛爾（Propranolol）是一種控制血壓和預防偏頭痛的常用處方藥，它會引起失眠，口服類固醇如潑尼松（prednisone）也會。許多非處方感冒藥和抗過敏藥都有鎮靜作用，但還是有一些藥適合白天服用，如果晚上服用日間用感冒藥就會改變你的睡眠。有些非處方藥含有咖啡因，包括常見的止痛藥。

處方藥附有完整的藥物副作用和禁忌列表；如果你的失眠情況是在剛開始用藥或更換新藥物後出現，請告訴你的藥劑師或開藥者。如果你懷疑睡眠受到藥物干擾，請務必在停藥前諮詢開藥的醫生，因為突然停止某些藥物會有危險。

有個觀念很重要：不但要考慮藥物類型，更要考慮吃藥時間。特別是有些藥做成緩釋劑型，就更該注意，就如治療注意力缺失症（attention deficit disorder，簡稱ＡＤＤ）就會用緩釋劑型的藥。藥物做成緩釋劑型是為了提供更長的作用時間，但這樣可能擾亂睡眠。為了抵消藥物影響，醫生可能會開助眠藥給你，藥物一層又一層疊床架屋，也就出現了所謂多重用藥的情況。為了避免睡眠干擾，請與你的醫生討論最適合服用緩釋藥物的時間。

還有服用抗憂鬱藥，這是要講究吃藥時間的另一個例子：有些抗憂鬱藥是鎮靜劑，有些藥則具有清醒作用。對長期患有憂鬱症的患者來說，在兩種藥物間切換相當常見。如果你的醫生將你吃的抗憂鬱藥由鎮靜類換成興奮類，但你出於習慣又在晚上服用，可能就會讓你睡不好了。

設備和科技

藍光效應

藍光頻率對我們的生理時鐘和睡眠作息扮演著特殊角色。我們眼中有一種感光器，稱為自主感光視神經節細胞（intrinsically photosensitive retinal ganglion cells），它優先對光譜中的藍光會有反應，可以幫助調節晝夜節律。一旦人們知道有一些特殊神經元優先對藍光作出反應，想阻擋螢幕藍光頻率的想法就變得流行起來。因為理論上，隔阻藍光照射方便讓我們在深夜使用設備，卻不會引起晝夜節律系統的重大變化。

藍光讓我們的生物時鐘延遲，過濾藍光的策略確實可以減少光的影響，但藍光頻率並不是電子設備讓我們晚上睡不著覺的唯一原因，我們與機器和內容的互動才可能是最大的原因。使用過濾藍光裝置就像在香菸上加了過濾器。是的，它可以提供幫助，但不能解決核心問題。

監測睡眠的穿戴設備只是工具

測量睡眠的行動裝置已在臨床和科學研究上用了幾十年，但隨著智慧手機和穿戴式裝置的出現，這項科技用得更廣泛。顯然，從具睡眠偵測功能的穿戴裝置迅速普及來看，大眾比過往更注重睡眠的重要性。我不鼓勵患者使用這些裝置；這些人重視睡眠，我很欣慰。但我不確定人們真正想從這些裝置中得到什麼資訊。你想讓冰箱保持正常運作，應該不會特別拿個溫控設備來監控冰箱吧！只要食物在早上是冰的，你就該相信冰箱在晚上運作如常。同樣地，如果你早上醒來時精神很好，並且一整天都精力充沛，那麼你就不需要睡眠偵測設備了。相反地，知道你昨晚睡不好，也**不能**讓你第二天晚上睡得好。

但如果你的睡眠模式正在發生變化，這些具有睡眠監控功能的穿戴裝置就可能很有用，因為睡眠模式有變可能表明你身體其他東西也在發生變化。但太過在意裝置上的監測結果可能就有問題了。不同裝置可能在同一天晚上對同一個人給出非常不同的結果，於是出現了**完美睡眠主義症**（Orthosomnia），這個詞被用來描述那些因為使用監控設備想追求完美睡眠、卻導致睡眠問題惡化的人！如果你很好奇，就買一個睡眠穿戴裝置來試試看，但不要因為擔心監測結果而失眠。

白噪音：聲波搖籃曲

睡覺時有任何噪音都可能把我們吵醒，但通常把我們吵起來的是那些比一般背景音大得多的聲音。吵醒我們的與其說是噪音本身，不如說是環境音的突然變化。就像煙霧偵測器突然冒出噪音只有一個目的：喚醒和警覺。但如果是喇叭聲、鄰居吵鬧或笨重的爐子轟轟聲打擾了睡眠，你能做些什麼呢？

為了掩蓋這些破壞性的聲音變化，並整晚提供平穩愉悅的聲音，出現了白噪音（white noise）。這是一種機器產生的聲音，透過機器向我們所處環境發出我們聽習慣且有催眠效果的單一背景音。藉著放大這些熟悉的聲音，我們就不太會注意到有些討厭的噪音突然爆出。

對那些必須在嘈雜環境中睡覺的人來說，播放白噪音的機器非常有用，特別是噪音間歇出現或隨機不時爆發。許多人帶著他們的白噪音機旅行，因為可以幫助他們在陌生床上入睡。甚至還有些人因為不喜歡在太安靜的環境中睡覺，也用白噪音機。實驗證明，寵物也能從白噪音中獲益，當出現分離焦慮時，白噪音是促進舒緩的解藥。

有些白噪音機只播放單一聲調，也有機型可播放多種平靜聲音，從雨聲、海浪聲等自然界的聲音，到呼呼電風扇聲等環境嘈雜聲。也有白噪音app，不但便宜，也很有效。但有些機型會重複循環同樣的錄音，若遇到對噪音循環比較在意的人，就覺得很煩。

白噪音並不是噪音界唯一的噪音。雖然白噪音涵蓋相同音量下、人耳可聽到的所有聲音頻率，但也有其他機種推出只濾出某種音頻的噪音，如粉紅噪音（pink noise），它過濾掉某些較高頻率，聽起來更像雨聲。還有布朗噪音（Brown noise），它濾掉更多的高頻，聽來更像低音的隆隆聲。最後一提，這些噪音完全基於個人喜好，如果找到合適的產品，可能就是舒服一輩子。

睡眠耳塞

我對使用睡眠耳塞有矛盾的複雜感受。是的，耳塞有助於阻隔噪音且使用起來非常方便。好比出門在外，要睡在陌生且嘈雜的環境，耳塞是個迅速有效的臨時解決方案。然而，如果某人認為耳塞對他的睡覺非常重要，這就是問題了。

失眠症患者的睡眠品質難以預測。如果某天晚上，他們塞耳塞睡覺，卻是一夜好眠，之後就會對噪音高度警覺。只要他們睡覺，就覺得一定要注意阻絕噪音才能好睡，因此，大腦迫使他們睡得更淺。時間一久，睡得更不好，耳塞不再有效。

臥室環境

床是睡覺的地方

床只能用來睡覺，這是一條標準的睡眠衛生法則。想法是，如果在床上從事其他活動，如在床上看書或看電視等，身體會習慣在上床時保持清醒。如果你是慢性失眠症患者，從73頁開始的〈再入睡的方法〉，值得你好好研究，那些內容對加深床與睡眠間的聯繫很有幫助。

應該說，我經常遇到有些人告訴我他們喜歡在床上看書，但因為這習慣「不好」心裡也覺得不太對。嗯，如果你晚上已經很難睡了，這習慣**真的**不好。但如果你睡得好，可以在床上做任何你想做的事！我把它比作早餐吃巧克力蛋糕。如果你有糖尿病，這當然不是一個好主意，但如果你身體健康，偶爾來個饗宴也是不錯的享受。

涼爽一點較好

我們多半在涼爽的環境中睡得最好，因為體溫下降，我們才會感到睏倦。雖然每個人喜好不同，但將臥室溫度保持在攝氏15.5到21度應該比較好睡。

睡覺另一個無法解釋的面向是，即使我們多能維持攝氏37度的平均核心體溫，但當我們處於快速動眼期，也就是REM睡眠時，核心溫度會調低，這種現象稱為「變溫」（poikilothermy）。因為快速動眼期會出現在夜晚的最後三分之一（如21頁所討論的），所以我們在入夜一開始會踢被子，但在天快亮時就會和睡在旁邊的人搶被子，也許這就是原因。

小夜燈

就像在104頁討論的，光線對我們的晝夜節律有巨大影響，所以控制入睡前和睡覺中會碰到的光量就變得很重要。晚上出現人造光，那是在欺騙大腦，要大腦表現得像在夏季短夜時一般，我們因此變得晚睡。如果你很難入睡，請在睡前兩小時開始限縮暴露在光線中；將電子設備拿出臥室，把有亮點的時鐘移開視線外。遮光窗簾和眼罩可以進一步阻擋不必要的光。

可能與床墊無關

一般說來，失眠患者出門在外睡得更好，因為他們一想到自己臥室，就想到一個沮喪和睜眼到天亮的地方。這可能是很多人在旅館或飯店睡得更好的原因。他們（說不定）將睡眠變好的原因認為是換了床，而不是整個環境變了——因此飯店也在不自覺的情況下推銷了自家的床墊。

床具、寢具已成為奢侈品，在結合大量新材質、新科技之後，當然價格也隨之上漲。現在還有床墊安裝電子偵測器和冷熱控溫系統。如果你能負擔得起，那就去吧，把錢花在自己和家人身上，希望你會睡得很好。但是，如果你一開始就是失眠一族，那麼新床墊是不是解答呢？如果你的舊床墊已經塌陷到一定得換了，那就該換啊，不然可能不需要換床。

請回想一下你小時候是怎麼睡覺的，只要抓了毯子和枕頭，就可以在朋友家的地板上幸福地倒頭就睡。十幾歲青少年時，你窩在朋友的沙發上睡得高興滿足。幾乎沒有單一的科學數據證明，更換床墊可以改善多數人的睡眠不足。

不要用二手床墊

但如果可以的話，永遠不要買別人用過的二手床墊。床墊在多年使用後會比它全新時**重很多**，仔細想想也就理解了。床墊用的時間越久越重是因為它吸收了皮膚上的油脂和汗水，還有死皮皮屑也掉在床墊上，正好餵養床上的塵蟎，讓他們越長越多。塵蟎會引起過敏，過敏會導致……好吧，我們又回到了睡眠議題上。

秤秤「加重毯」的斤兩

加重毯越來越受歡迎，特別是用在患有自閉症的兒童身上，據說可以讓他們睡得更好。加重毯背後的想法是，緊緊擁抱或擠壓會釋放催產素，而催產素與社交和降低焦慮有關。隨著加重毯的普及，也讓它推廣到其他疾病治療上，像是治療失眠。我遇過說加重毯可以改善睡眠的人，但目前沒有強而有力的科學證據顯示，使用加重毯可以在睡眠測量上出現客觀差異。有一項針對使用加重毯的兒童做的隨機測驗，實驗結果沒有發現孩子睡眠增加或改善了睡眠，但與普通毛毯相比，孩子們確實更喜歡加重毯。如果加重毯可以幫你睡得更好，那就盡量用吧，但不要指望它是什麼靈丹妙藥可解決失眠問題。

說說枕頭的閒話

購買枕頭時，請選擇自然貼合頭頸輪廓的枕頭，例如羽毛枕或記憶枕，又厚又硬的枕頭只會使脖子一直處在不自然的彎曲位置。還有一種護頸枕，它符合人體工程學可支撐頸部，讓頸部伸展成一直線，而它的枕頭形狀很特殊，可緊密貼合肩、頸、頭的曲線。還有以天然蕎麥殼做填充物的日式**蕎麥枕**，它在承托頭部、頸部外，還能維持厚實的形狀。（有人非常相信蕎麥枕，而另一些人則把它比作睡在一袋鬆脆的鵝卵石上。）

人們總說他們都固定一種姿勢睡覺，枕頭品牌的市場區隔也針對側睡、趴睡、仰睡等各種睡姿設計枕頭。但是你去看人們睡覺的影片（像我就會看），你會發現他們整晚都在變換姿勢。相信我，你醒來時和剛入睡時都保持同一姿勢，並不表示你整晚都處於那個姿勢。簡言之，你可以不用管這些設計。

整個寢具界正要開始火紅的是孕婦枕（月亮枕），孕婦枕可以有效地幫助女性側睡，減輕背部和臀部的壓力，甚至可能會減輕懷孕壓在主動脈的力道。

如果你對羽毛等材料過敏，最好選擇低過敏性的材質，例如記憶海綿、竹子和聚酯纖維。

坊間治療打鼾的方法五花八門，包括一款「智能止鼾枕」，當鼾聲達到一定分貝時，枕頭會輕輕振動。還有具有電子傳輸功能的智能枕，可提供即時睡眠分析。我甚至見過內建馬達的枕頭，如果偵測器偵測到你打呼了，枕頭會把你的頭轉一個方向。每當我幫病人做呼吸中止症的睡眠監測，光看他帶來睡的枕頭通常是不夠的（這並不是說體位輔具對睡眠呼吸中止症沒有作用；參見44頁）。

當睡眠問題如流行病蔓延，市場上出現更多稀奇古怪的枕頭也就不足為奇。除了前面提到的「止鼾枕」，還有加了磁石做的磁力枕，主打治療疼痛和其他疾病，但這些療效訴求很可疑。而且因為磁石會干擾心臟節律器的功能，因此有裝心臟節律器的人應該避免使用磁力枕。有一種以冷凝膠和記憶泡棉為材質的「冷凝枕」，這對「睡覺發熱」或夜間盜汗的人很有吸引力。坊間枕頭百百款可能適合某些人，但對其他人就不一定適用。

氣味與睡眠

你也許不認為像氣味這種虛無縹緲的東西會對睡眠產生多大影響，但有證據表明芳香療法是有一些好處。例如，有研究表示薰衣草的氣味具鎮靜作用，並且在多項研究中被證明可以主觀地改善睡眠。這是因為當我們入睡時，我們的大腦會經歷一個知覺脫離的過程，當知覺轉向內時，對外部刺激反應會減弱。但即使在熟睡，某種感覺仍「在線」：也就是我們的嗅覺，這是我們從史前時代需要警覺捕食者氣味開始一直留到現在的演化遺跡。

要用香氣助眠，可藉由香水噴在枕頭上或用室內芳香器散布香氣，無論哪一種都是愉快的入睡方式，但它只能幫助睡眠問題很輕微的人。

狗可以幫助你睡得更好

幾千年來狗一直在幫人類注意捕食者：史前時代，我們睡覺時容易受到大型貓科動物的攻擊；到了現代，如果出現入侵者，後院的狗就會發出警報。狗在較暗的光線下看得更清楚，比人類更能感知動作。牠們的睡眠週期也較短，比我們晚上醒來的頻率更高。所以也難怪狗在臥室時人睡得更好，尤其對女性而言。加上狗對人類有強烈的愛和奉獻（我們對牠也是），你會明白為什麼狗會成為理想的臥室陪伴者。另外，早上遛狗也能訓練人類在一致時間起床。

日常睡眠問題

如何在飛機上睡覺

我有很多在飛機上睡覺的經驗，通常是坐經濟艙的時候。但無論搭任何機種航班，無論坐在哪裡，都無法保證我們會睡得好，經濟艙座位不斷縮小，甚至讓小睡都成為嚴峻的挑戰。每次飛行前，我都會想是否還打算睡覺，如果真要睡，需要做什麼準備。以下是我的建議：

- 如果你打算在飛機上睡覺，白天請**不要攝入咖啡因**。
- **請穿寬鬆衣服和容易脫掉的鞋子**（但絕對不可以脫襪子！）。

- 如果燈光使你無法入睡，**請帶上眼罩**。
- 如果妳會被飛行中本來就有的噪音打擾，如駕駛艙通知、噴射引擎的聲波，**請攜帶降噪耳機或耳塞**。我更喜歡耳機，覺得它們比耳塞更好用、更舒適、更安全，因為你隔一段時間就要聽到周遭發生的情況，機組人員和其他乘客也更能一眼分辨出你帶著隔音。如果你喜歡聽音樂或podcast入睡，耳機還可以為你提供娛樂服務。
- 如果你是一個人旅行，**請勿在飛機上服用安眠藥**。這樣會讓你對周圍環境的反應力降低，很容易出事。如果安眠藥的藥效比飛行時間長，到了目的地下機後會更危險——特別是如果你打算在下飛機後還要開車。
- 如果你是會打呼的人，**請略過機上雞尾酒**。喝酒會使你的鼾聲更大，鼾聲會在整個飛機上迴盪。

- **如果你正在使用CPAP呼吸器，請帶著上飛機**。現代的CPAP呼吸器已獲得美國聯邦航空署（FAA）批准，可以在飛機上使用。一開始你可能會覺得不自在，但對同行乘客來說，如果不戴的另一種選項是如雷鼾聲，他們可能一點也不介意你戴呼吸器。

- 大多數的飛機座椅不是為了睡覺設計的，以不自然的姿勢睡覺會讓脖子不舒服。更糟的是，當我們睡著時，頸部肌肉會放鬆，若是坐著睡覺，頸部一放鬆，頭部位置會突然掉下來，我們就會驚醒。**旅行枕頭會給你額外的支撐**，維持頭部和頸部在一直線上並減少頸部壓力，讓你坐著睡得更好。

時差：現代世界的時間瞬移

人類的近日節律已演化成會在一年中逐漸變化，它無法處理時區突然切換。這就是我們經歷時差的原因：我們的內部時鐘與周遭世界不同步，導致睡覺作息被打亂。其他身體節奏，如飲食規律，也受到干擾。我們覺得不舒服，出現易怒、疲倦、頭痛症狀。

一般說來，生理時鐘每越過一個時區就需要一天來調整。因此，穿越三個時區的旅客應該會有三天不舒服的日子。（如果你旅行來回的時間少於三天，就按照家鄉的時區規律作息，你會感覺好一些。）幸運的是，如果旅行時間較長，有一些有效的策略可以調整時差，減少因為突然時間瞬移造成不適：

- **盡可能地暴露在光線下。**到達新目的地後的隔天早上，請一起床就盡快讓自己去照光，盡可能地暴露在光線下。

- **下午做一些運動**趕走湧現的睡意。
- **多喝水，避免飲酒。**在飛機上如此乾燥的地方，多喝水是很好。酒精會讓調整時差變得更困難，尤其是在已經睡眠不足的情況下（有關酒精對睡眠影響，請參見88頁）。
- **如果你往東走**，時間會縮短一天，上床睡覺的時間會比你習慣的生理時鐘早。所以請在出發前幾天就提早睡覺，適應新時區的時間。盡量不要在飛行中小睡，這樣在新時區就能更輕鬆地入睡。入境時盡可能避免強光——因為你希望大腦接觸剛入夜的時候。如果你做夜班飛機向東飛，在清晨抵達目的地，那麼會在新時區接受最大量光線曝曬，這樣可以幫助你保持清醒。

・**如果你往西走**，時間會延後一天，在飛機上小睡片刻可以幫助你在新時區保持清醒。適應往西走的時差通常比適應往東走的容易，因為晚睡比早睡容易。

・**如果你出門在外的時間不超過五天，而你想維持和家鄉時區一樣的生活作息**：生物時鐘有讓我們逐漸想睡的傾向，我們想睡的時間通常會比一般清醒時間早兩個小時來到。當你在新時區接近這個時段時，小睡一下，會讓你的睡眠作息維持得像在家一樣。

・**如果時差嚴重已影響運作能力**，可在短時間使用安眠藥或提神用品，可單獨使用或搭配都可以。短期吃藥有助適應新的時間作息。請與你的醫生商量，在你到達新目的地後，可服用幾天藥，然後回家後再吃幾天。

春向前，秋往後；日光節約時間

即使一小時的時間變化也需要數天才能調整過來，就像迷你時差一樣。日光節約時間就是典型的例子，就算晚上我們把時鐘往後調一小時，我們也不會多睡一小時；把時鐘往前調一小時，我們也不會早上一到夏令的起床時間就跳下床。事實上，日光節約時間生效後，我們最多要花五天才能調回正常的基本步調。你可以在一兩週前就逐漸調整睡眠習慣幫助緩解時間變化帶來的不適，例如疲憊和嗜睡。

為了準備「春向前」（spring forward，把時間往前調一小時的夏令時間），請一開始時比平時早十五分鐘上床睡覺，然後早十五分鐘起床。幾天之後，如果已能輕鬆入睡並按時醒來，請重複此作息調整程序。到了「秋向後」（falling back，也就是夏令結束、時間往後一小時），請反向執行這個操作。逐漸調整日常作息是延長總睡眠時間更簡單溫和的方法。一早醒來也要盡可能接觸自然光，陽光能幫助我們重置近日節律。

不睡覺是有理由的

對大腦來說，壓力和危險是一樣的，因此在有壓力的情況下大腦會避免睡覺，這是具有生物學意義的——無論是親人突然生病，或是你的收入減少，還是你的工作要不保了。即使連你已經十幾歲的孩子第一次深夜不歸，你也會感到壓力。當你面對人生無數曲球中最糟糕的那一發，如果你**能**睡得好，那就太奇怪了。短暫睡不著是一種自然現象，可能發生在任何人身上。但如果持續數週都睡不好，請諮詢你的醫生。

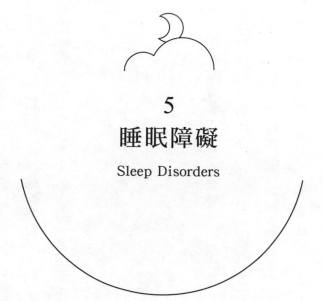

5

睡眠障礙

Sleep Disorders

睡眠障礙可能發生在任何年齡。好消息是，多數人都尋正途去改善它。阻塞性睡眠呼吸中止和失眠症是我們在睡眠醫學診所看到最多的疾病，我已經在第二章和第三章詳細討論過了。但是，還有超過八十種公認的臨床睡眠障礙，所以在接下來的內容，我要簡單說明其他幾種常見的睡眠障礙。

猝睡症

我們一生都在清醒、作夢、睡覺（但沒作夢）。在睡眠醫學中，我們將大腦這些狀態描述為清醒、快速動眼睡眠和非快速動眼睡眠（更多內容，請見18頁）。當這三種狀態間的切換機制變得不穩定時，睡眠元素會侵入清醒狀態，反之亦然。當有人患有猝睡症（narcolepsy，又稱發作性嗜睡症）時，就會發生這種情況。猝睡症是一種從兒童或青少年時期就開始發作的神經系統疾病。患有猝睡症的人會有無法抗拒的睡意，幾乎隨時隨地都可以入睡，即使正在吃飯或講話講到一半也是如此。他們可能會出現睡眠癱瘓（sleep paralysis，俗稱「鬼壓床」，請見136頁）。猝睡症的一個顯著面向是夢的元素可以侵入清醒狀態。當這種情況發生時，猝睡症者會產生極強的幻覺，得緊急呼叫救護車。

猝睡症最獨特特徵是猝倒現象（cataplexy）。通常我們作夢時，大腦會發送信號關閉大部分的肌肉運動。猝倒的情況也類似，當猝睡症患者突然興奮或大笑時，他們的某些肌肉會一下失去張力。輕者，可能是臉部肌肉輕輕地垂了一下；重者，也可能是整個人重重地跌在地上。雖然他們看起來昏倒了，但他們實際上是有意識的，並且知道他們周圍發生的事情。

猝睡症一開始表現得可能很細微，尤其是兒童，所以可能需要數年時間——以及大量不必要的測試或治療——才能鎖定正確的診斷。這種現象難以描述，更難以相信。幻覺經常被錯誤地描述為精神病，而猝睡症則被錯誤地描述為注意力不足過動症。我的病人中年紀最小的猝睡症患者告訴我，她第一次發現不對勁是她八歲、在踢足球的時候。那時球傳到她面前，她很高興看到網前一個空檔。但她沒有踢球，她跌倒了。大家都在笑，以為她滑倒了，但就像她跟她母親說的：「我沒有滑倒。」之後女孩接受各種不同的醫療檢查，包括檢測萊姆病和癲癇的測試，這對她和她的家人來說無疑是可怕而昂貴的考驗。但如果醫生從一開始就聽她說的話，他們就會意識到她完美描述了猝睡症。

猝睡症經常誤診為精神疾病或情緒問題，但它是真正的神經系統疾病。幸運的是，一旦確診，就可以獲得有效的治療，只要從每天小睡片刻開始。

睜著眼睛睡覺

估計有十％到二十％的人會睜著眼或半睜著眼睛睡覺，對於睡在旁邊的人來說，這景象看來真讓人不安。這是兔眼症（Nocturnal lagophthalmos），睡覺時眼瞼無法閉合，通常無害，但會造成眼睛乾燥刺激，也會引發更嚴重的問題，例如眼部感染和視力受損。如果你發現自己醒來時眼睛總是發紅、乾燥、發炎，請去看醫生，醫生可做局部治療及其他補救措施。如果你突然睜眼睡覺，可能是甲狀腺、皮膚病或神經系統疾病有問題的徵兆，你應該尋求醫療諮詢。

夢遊

大腦的結構如此複雜，可能這個部分在這個狀態，那個部分在另個狀態，這並沒有什麼好奇怪。直到事情真的變得很奇怪的時候——我們會夢遊，會在沒有完全清醒的情況下做各種事情。夢遊者可能會吃一些他們通常不會吃的東西，或進行與他們清醒時截然不同的性行為。據報導，有夢遊者會在睡眠中重新布置家具，還有其他複雜行為，甚至有人會發動汽車準備開車！

一種喚醒障礙（arousal disorder），夢遊往往發生在我們睡得最深的非快速動眼睡眠期，此時我們大腦中最理性的部分：前額葉皮層（the prefrontal cortex）不太活躍，但我們仍然可以一次又一次地做出不同行為，例如走路或嘗試做飯或開車。就算你閉上眼，難道就不能把車鑰匙插進發動器，開動汽車，然後閉上眼睛換檔嗎？（但你不會把車開得很好。）夢遊可能更常發生在某些壓力大的情況下，例如你去旅行、睡在別的地方，或是孩子發燒時。

夢遊有很強的遺傳成分，夢遊者家族遺傳史中通常有人得到其他的喚醒障礙，如睡眠驚恐症（sleep terrors，見139頁）。夢遊最常見於六至八歲的兒童，通常在青春期後消失。通常不需要對年紀還小的夢遊者進行治療，但如果你的孩子習慣性夢遊，就需要採取預防措施，盡量減少受傷的可能性（例如在樓梯上設個門或移除尖銳物體）。

夢遊的成人病例要少得多，大約總人口中只有百分之一到百分之二的人會發生，但成人夢遊可能更難治療。一般來說，任何患有暴力、非典型或難治性夢遊的人都應由睡眠醫學專家診治。有趣的是，對於某些夢遊者來說，催眠是一種有效的治療方法。

在一般人的認知中，或很多情境劇裡演的，都認為喚醒夢遊者很危險。被人喚醒的**夢遊者**並不危險，但喚醒他們的你卻很危險，而你也很難喚醒他們！在深度睡眠的控制下，夢遊者處於不理性的精神狀態，如果受到妨礙，他們可能會傷害你。夢遊者不會像清醒時感到疼痛，對於成年夢遊者，請採取安全預防措施，例如吊掛防割傷的窗簾，以防他們打破窗戶被碎玻璃刺傷；安裝警報系統，如果夢遊者離開家，警報可以示警：如果有些武器可能被夢遊者輕易取得，也請拿走。事實上，最簡單的方法是，讓夢遊者包著輕型睡袋睡在床上，這樣就可以限制他的活動，確保安全。還有千萬不可把夢遊者綁住或鎖在房間裡，如果發生火災或地震等緊急情況就不好了。

睡眠癱瘓

我第一次經歷睡眠癱瘓是我在醫學院圖書館念書的時候，念著念著枕著手臂趴在書上就睡著了。我那時顯然睡眠不足，因為沒過多久，我就作夢了，一個很強烈鮮明的夢，然後在惡夢裡陷落，我猛地醒來，但頭動不了，手也抬不起來！

事實證明，我們在睡眠不足時會發生一些奇怪的事。在正常的作夢期／快速動眼睡眠期，我們的頸部肌肉運動大幅下降。而這並不是說這些肌肉放鬆了。相反，有個活躍的信號正在沿著我們的脊髓傳來阻止這些肌肉運動。甚至連我們的反應都被關閉了。有時這些過程並不協調，當我們突然從作夢過渡到清醒的當下，我們在那些阻斷肌肉運動的信號完全解除前就獲得了意識。睡眠癱瘓經常出現在胸部，在某些文化中被描述為鬼壓床！這是可怕的現象，但通常是短暫的。

沉沉睡去，抽動驚醒

在從清醒到睡眠的過渡中，可能會發生許多奇怪的事情。除了睡眠癱瘓之外，還有一種是你忽然跌倒然後抽一下驚醒的感覺。如果你躺在床上，表示你正向身體發送想睡覺的訊息，但同時你卻一直在想事情或用看書來抗拒睡眠。你給身體發出了混合訊號，這種混合訊號可能讓我們的身體就像汽車一下發不動，這些奇怪感覺的經驗，統稱為入睡抽動（hypnic jerks）或睡眠驚跳（sleep starts）。如果你正躺床上，忽然有這些感覺，請停止你正在做的事，去睡覺吧。你的身體正在告訴你它的需求。

說夢話

這是人類睡眠的正常變化，說夢話（或稱為夢囈〔somniloquy〕）並不危險。我們在晚上任何時候都可能睡著了說話，說的話也不一定與作夢有關。如果你常常在睡覺時說話，讓枕邊人或可能聽到你說夢話的人知道無論你說什麼、你所說的通常是無意義的——換句話說，你說的可能是真的，也可能不是真的。人在睡覺的時候是不會透露一些深刻的暗黑祕密的。（好吧，也許你例外。我和妻子才剛開始交往的時候，她告訴我，她知道我愛她，因為一次吵架後她聽到我在睡夢中這麼說。我完全不作辯駁，很高興我讓她這麼高興。）

然而，在睡眠中突然大喊大叫，且伴隨不安甚至暴力行為，這就值得進一步調查了。這可能是無害的睡眠驚恐症（見下文），但也可能是更嚴重的情況，例如癲癇發作或神經退化性疾病（neurodegenerative disorder）。因此，如果你之前在睡覺時從未爆發驚叫，但隨著年齡增長突然開始尖叫躁動，請告訴你的醫生。

睡眠驚恐症

睡眠驚恐症（sleep terrors，又稱夜驚）是一種異常狀態，特徵是熟睡的人突然坐起來、發出令人毛骨悚然的尖叫聲。他們的眼睛可能睜得很大，直盯著你後面。這個人會一下子躁動，但幾分鐘後就躺下，然後繼續平靜地睡覺，就像沒發生什麼不尋常的事。第二天早上，這個人也不會記得前一天晚上發生的事情，但任何看到他發作的人都無法忘記。

夜驚與惡夢不同，做惡夢更可能發生在快速動眼睡眠期，而那個夢隔天仍鮮活地留在作夢者的腦中，夜驚往往發生在晚上的前三分之一，將人從最深的慢波睡眠中喚醒（N3，非快速動眼期第三期）。實際情況是，在這個深度睡眠階段，處理理性思考的大腦部分，也就是前額葉皮層（perfrontal cortex）很難被喚醒；但大腦的另一部分，邊緣系統（limbic system）可以被刺激活化，而這一部分的大腦與我們的戰鬥或逃跑反應（fight- or-flight reaction）有關。由於我們大腦的理性部分正處於離線狀態，無法控制邊緣系統，邊緣系統就可以肆無忌憚地指揮身體進行瘋狂甚至暴力的行為。

夜驚在兒童中比較常見，但某些成年人也有。在多數情況下，孩子長大後就會擺脫這種睡眠恐懼。要注意的是，患有夜驚症的孩子也會夢遊（見133頁），如果夢遊的問題是家族遺傳，你就要注意，夜驚症發作的孩子可能會在某個時候起床。

晚上磨牙

我們很多人在睡覺時會不自覺地咬牙切齒或磨牙——這種病況稱為睡眠磨牙症（sleep bruxism）。它會發出可怕的聲音，讓睡在旁邊的人受到很大干擾，但更糟糕的是，它可能會導致顳頜關節（TMJ）疼痛，牙齒也會磨壞。

不分白天晚上都可能磨牙，原因多半與之前那裡存在的牙齒有關，或者是頜骨有問題。當人的上下牙齒沒有對齊時，睡覺時會卡來卡去。磨牙聲就是因為上下牙齒滑過來滑過去引起的。磨牙通常與壓力有關，在兒童中特別常見，但也可能是某種藥物的副作用，服用精神科藥物或抗憂鬱藥後也可能發生磨牙。喝酒會讓這個問題更嚴重，因為酒精會阻止我們進入快速動眼期，這段時期是我們作夢的時間；研究表示，作夢時我們很少磨牙。如果你有阻塞性睡眠呼吸中止症也可能磨牙磨得更厲害。

如果你睡醒時下巴很痛、頭很痛，說不定是磨牙造成的。請預約牙醫師進行全面的牙科檢查。為了防止進一步的牙齒和頜骨受傷，醫生可能會幫你配一個護齒牙套讓你睡覺時戴上。或在下巴周圍打一點肉毒桿菌也能提供暫時緩解。如果你的枕邊人跟你說你在晚上磨牙，請不要忽視。治療磨牙不僅可預防疼痛，也可挽救親密關係！

不寧腿

不寧腿症候群（Restless Leg Syndrome，簡稱RLS）是一種動作障礙，四百多年前才被人首次描述。那時候患有不寧腿的人覺得自己一定被下詛咒了。即使到了今天，不寧腿患者也常說這種病感覺就是詛咒——這似乎是一種只為了讓人發瘋而存在的疾病。受此病折磨的人只要停下來就有想動的衝動，只要他們一直動、一直做事，這種感覺就會消失，但只要想休息就故態復萌，尤其在晚上睡覺時。

不寧腿是最常見的睡眠障礙之一，發作時間不限年齡。症狀嚴重的程度也因人而異，但中年或老年人往往更嚴重。一些患者可能多年都沒有發作，還有很多女性一開始會發現自己有不寧腿是在懷孕期間。

不寧腿很難診斷。腿看起來正常，身體也沒有什麼其他不對勁的跡象，也沒有實驗室檢查可以診斷。你可能患有不寧腿的線索是：你有家族病史。不寧腿患者的一級親屬（父母及兄弟姊妹）中患有不寧腿的比率是普通人的三到五倍。不寧腿病患中，親人裡面都沒有得到這個病的很少，甚至有些親屬自己有這個病卻不知道，或者認為這個狀況是正常的，因為他們的親戚全都是這樣。

不寧腿可藉著治療得到改善，你可以做行為治療或改變生活方式，就如晚上少喝咖啡因，睡前在腿上放冷毛巾冰敷，洗個熱水澡，在睡前做伸展運動或晚上散步。（我有時會猜想，那些深夜出去遛狗的鄰居到底有多少人患有不寧腿。）簡單地把腿動一動就能暫時改善不適感。請注意，晚上適度運動可使情況變得更好，但劇烈運動會使情況變得更糟。藥物（如多巴胺促進劑）和鐵補充劑也可以非常有效地改善不寧腿症狀。

睡眠相位後移症候群

睡眠相位後移症候群（Delayed Sleep Phase Syndrome，簡稱DSPS）是青少年最常見的睡眠障礙之一，也許僅次於青少年典型的睡眠不足。睡眠相位後移的特點是入睡困難，睡著後卻可不斷續一直睡。這是一種晝夜節律紊亂，意思是問題出在睡覺的時間上。患有睡眠相位後移症的年輕人如果能自己安排作息就可睡得很好，他們遇到的麻煩是他們必須按照別人強加給他們的時間表睡覺。患有睡眠相位後移症的人通常認為自己是夜貓子，但我們大多數人在週末都比平常睡得晚，然後可以毫無困難地回到平常工作日的作息時間。但患有睡眠相位後移的人卻很難做出這種調整。

睡眠相位後移症開始出現在青春期和青年期，因為這是我們擁有更多個人自由的年紀，沒有強制的就寢時間，並能夠在週末大量補眠。如果某人的生活方式或職業讓他們必須在晚上起床，或著工作時間非常多變，這種綜合症可以持續到成年。對於他們來說，要到了一個作息時間很規律的工作環境，或到了自己要養孩子的時候，這些人才會把睡眠作息調得更像傳統的時間。但當他們有長休假的時候，又會回到睡眠相位後移症的模式。

睡眠相位後移症首次被界定是在一九八一年，用它來描述一組非典型憂鬱症的年輕患者。這群人看來得了憂鬱症，但對抗憂鬱藥沒有反應，他們的睡眠模式與典型憂鬱症患者不同。憂鬱症患者通常一下就醒了，且無法重新入睡，而這群患者入睡後睡得很好，但因為他們睡著的時間比預期晚，所以早上很難起床。這群人其實得到的是睡眠相位後移症，所以當把這群年輕人的睡眠作息重新調整以適應學校或工作時間後，他們的狀況就有顯著的改善。

早上去照太陽光（光療），盡可能依照他們的工作時間表鎖定一個固定的週間起床時間，持續數週，這樣就可以幫助得到睡眠相位後移症的人恢復到更傳統的睡眠作息時間。如果你覺得某個好像患有憂鬱症的孩子可能是未確診的睡眠障礙，特別是他的睡眠狀況非典型，重要的還是要去諮詢醫生。

6
好睡一輩子
A Lifetime of Sleeping Well

我們都知道吃得好和保養身體的重要，但人一生要健康到老，睡個好覺的重要性不亞於上述。本章會把焦點放在人生各個階段的睡眠，從新生兒到青少年再到老年人，討論我們如何在各個年齡都能睡得好。

接下來你將會讀到，睡得很糟這件事沒有年齡、社群或文化界限。養成更好的睡眠習慣永遠不嫌太早或太晚，能幫助各個人生階段的人學會睡得好，醒時精神好，是我的榮幸。

嬰兒睡眠

對新手爸媽來講，沒有什麼比孩子睡得好不好這件事更讓他們擔心的了。其他爸媽興奮地向他們問候恭賀，卻更讓這些新手爸媽更害怕，陌生人問新手父母的第一件事就是：「孩子睡得怎麼樣？」

沒錯，但是對很多新手爸媽來說，聽到的卻是「你是不是個好父母？」一些人歡欣鼓舞地宣布他們的孩子**已經**可以一覺到天亮了，而另一些人則怨嘆他們的孩子是「難睡仔」。但事實是，嬰兒就像成年人一樣（見25頁），**沒有一個**孩子會睡整夜的——只是有些嬰兒比其他嬰兒更頻繁地吵醒父母。如果每晚睡八小時的父母（在他們有小孩之前）生了一個每晚只睡七小時的寶寶，他們會痛苦地抱怨他們的孩子睡不好。如果是每晚睡六小時的父母生了同樣會睡七小時的嬰兒，他們會吹噓他們的孩子每晚都睡整夜！然後隨心所欲地為其他父母提出建議，然後成為當地新手父母圈的國王與王后。然而這兩家的孩子睡眠時間都相同。

從你得知將成為父母的那一刻起，你就有了大大小小要擔心的事，而且永遠擔心不完。當我在辦公室遇到這樣的新手父母，有時我會問他們都是長到多大了，自己的父母才不再擔心他們。當然，答案總是永遠擔心。學會忍受這些不確定性和擔憂是所有父母的挑戰。我強烈建議不要把你的孩子想像成一個「好睡」的乖小孩或「難睡」的壞小孩。無論你的孩子如何睡覺，只是一種習得行為，你們會磨合出一種兩邊都能兼顧的睡覺方法和作息安排的。

嬰兒睡眠：個案研究

睡眠醫生的第一個孩子

基於我在兒童神經病學領域受過專業的醫學訓練，加上我在睡眠醫學領域拿到正式的獎學金培訓，當我在史丹佛大學剛任職時，就是看兒童睡眠的專家。然後我的女兒出生，養育嬰兒的最高聖盃是讓你的新生寶寶「整夜安睡」。我雖然是專家，但我還有很多事情要學。

迄今最著名的兒童睡眠醫生是理查．費伯博士（Dr. Richard Ferber）博士。他著名的費伯法則（Ferberization，或稱Ferber method）要求父母在嬰兒每次夜間醒來時（所有的小孩都是這樣的），「放著讓他哭」（cry it out），父母不需要去理他。這套法則的概念是：睡眠是一個習得的組成，嬰兒會學著將某些活動與睡眠聯繫起來。例如，如果孩子在父母懷裡一面搖一面睡，那麼當嬰兒晚上醒來時，就需要再次被搖著睡，因為他們一開始就是學會這樣睡的。因此，費伯博士認為，如果父母希望他們的寶寶學會在沒有他們幫助下重新入睡，必須在孩子還沒真正睡著前就把孩子放在床上，而不是每次哭鬧就抱起孩子。按照理論做，讓嬰兒自己學會自己入睡。

過去這一切都說得通——也就是說，直到我女兒出生就說不通了。作為睡眠醫生，我渴望測試費伯法則的有效性。所以我故意打破他的規則。我抱著女兒入睡，再把她放進嬰兒床，她睡得很好；我讓她在嬰兒床上睡著，然後再把她抱起來放在我們的床上睡，她還是睡得很好；我讓她在我們的床上睡，然後把她搬到她的嬰兒床上，她繼續睡得很好。看到她快睡著了，我就把她戳醒，她會望著我一下，然後繼續睡。就算我一直在煩她，她還是睡得很香，在她八週大的時候，就開始可以整晚睡覺不驚醒，不再需要我們晚上起來餵哄照顧。

大約一年後，費伯博士招開醫療小組討論，我受邀前往。在小組討論開始前，我不好意思地先自我介紹，幾乎帶著歉意跟他說，我帶女兒都是用他不建議的方法，但她仍然睡得很好。他平靜地笑著說：「人各有異，有時也會這樣的。」我沒有想到他會這樣說。直到很久以後，到了我兒子出生後，我才知道到他的回應多麼有見地。

嬰兒睡眠：個案研究二

睡眠醫生的第二個孩子

當我們兒子出生時，身為睡眠專家的我已經信心爆棚，不需要實驗了；我知道自己在做什麼。我的妻子也一直在研究睡眠，那時也快要成為睡眠醫生，但是我們剛出生的寶貝兒子很快把我們帶回現實。

在我們兒子剛出生的前幾週，他撕心裂肺地哭，在晚上哭得尤其傷心。我們夫妻倆沒一個睡得好的，該怎麼辦？我不確定我是否想找同事諮詢，因為我不想讓睡眠醫院的同事知道我們現在過的日子——畢竟我是睡眠專家。在告訴費伯博士我不照他的規則也把孩子照顧得很好後，我當然也不能打電話給他！

一天晚上，我和妻子剛睡著，兒子的哭聲打破寧靜。我下決心要一次解決這個問題，我走到他的房間，把他抱起來，他還是一直哭。在我睡眠不足的狀態下，我開始思考，我要發明一些東西幫助兒子睡得更好，某種類似子宮的東西，也許是某種連著大袋子的系統裝置，可以讓他倒吊在溫暖的液體中，同時提供氧氣。（我已經陷入半昏迷，覺得這個發明很合理。）然後我想起我剛買了一張新CD，巴布．迪倫的《被遺忘的時光》（Time Out of Mind），來聽聽好了，反正橫豎我都得抱著孩子。剛放上

CD，兒子的哭聲就停了。在我睡眠不足的狀態下，心想；**我必須聯繫巴布．迪倫，一定要請他製作兒童專輯。他的聲音頻率一定有某種特質能讓孩子平靜下來。**我甚至想找迪倫先生真的來做實驗，看看為什麼他的聲音可以幫助嬰兒睡眠。

忽然心中一震，我想到了：CD也讓**我**平靜下來，我正隨著音樂節奏一搖一晃，這反過來也讓我的小男嬰平靜下來。自從那天晚上，我兒子就睡得比較好了，六週後就可以自己睡到早上了，花的時間甚至比他姊姊還快。

任何有經驗的父母都會告訴你，每個孩子都不同，但每個帶小孩的父母也不同。「人各有異」——費伯博士跟我這個新手父親說的話確實很有見地。

一起睡？嬰兒不適合，但幼兒可以

美國兒科學會（The American Academy of Pediatrics，簡稱AAP）強烈建議嬰兒在一歲前不應該與父母同床一起睡，因為嬰兒猝死症（sudden unexpected infant death，簡稱SUID）的風險會增加，這是嬰兒死亡的主要原因之一。美國兒科學會建議，嬰兒應該睡在床板結實可支撐孩子背部的單獨空間。床上用品——包括毯子、枕頭或毛絨玩具——應遠離他們的睡眠區。但兒科學會進一步建議，嬰兒與父母應該睡在**同個房間**，一方面照顧比較方便，也確保各方面的安全。

不過，同睡和分開睡之間的區別並不像人們想的那樣黑白分明。與年幼的孩子依偎在一起是生兒育女最特別的事，也是當孩子長大後，我們珍惜並不斷懷念的事。父母與孩子一起睡覺的家庭照片描繪了一種無法抗拒的親密感，大小孩、小小孩每次做了惡夢或心情不安就會一下子擠到你床上；祖父母來家作客或一家人住飯店，孩子也擠到你床上，這就是滿滿的親情和安全感。

帶著嬰幼兒去旅行

想像一下，你坐在經濟艙等大家上飛機，一位年輕母親出現在登機門的排隊隊伍，她抱著嬰兒、推著嬰兒車、抓著隨身行李，只有一人旅行。她因為錯過預辦登機已經壓力緊繃，而且她知道在整個飛行期間，她都必須把嬰兒抱在懷裡。她希望隔壁坐的會是一個喜歡孩子、不會把疾病傳染給孩子的人。當他們看著母親慢慢沿著走道移動時，空座位旁的每個人都避免與母親進行目光接觸。他們認為，**只要我把視線移開，我旁邊的座位就會空著。**機艙內的緊張情緒越來越重。突然，嬰兒開始哭泣，整個飛機迴盪著嬰兒的爆哭尖叫，所有人的目光都集中在母親身上。

沒有人想成為**那個父母**，在飛機上照顧哭鬧的嬰兒，但就是發生了。我和妻子在孩子很小的時候就經常帶著他們一起旅行，因為我們夫妻倆都要參加相同的醫學會議，所以我從第一手經驗中知道，你不能總是百分百控制情勢——你只能努力防止事情不要一發不可收拾，或只能減緩崩潰的程度。如果你想帶著幼兒旅行，請你考慮以下建議，會讓整個旅程更順利：

- **抓緊登機前的任何機會，安頓孩子**。趁機找時間將隨身行李放到頭上行李箱，讓孩子安頓下來。
- 根據目的地和旅程時間，**提前規畫孩子睡眠時間**。我們都知道，如果過了孩子應該去睡的時間、或過了午睡時間卻還不讓他們睡，孩子脾氣一定不好。如果你的孩子已經大了、懂事了，請先跟他們說會在飛機上睡覺。把睡衣帶上飛機，也不要忘記帶他們的安眠小物。小尺寸的耳罩或降噪耳機也能幫助孩子入睡（不建議幼兒使用耳塞，因為有窒息的危險）。

- **一開始就要與你的兒科醫生討論用藥的可能性**。一般來說，除非醫生建議，一般都是希望避免使用處方安眠藥。但如果你決定讓孩子吃一點助眠藥，無論是處方藥還是非處方藥，請務必在旅行前幾天進行測試，拿你準備在旅行當天給孩子吃的藥，在預計吃藥的同一時間給孩子服用。這些做來幫孩子睡覺的藥有時會設計成需在固定時間服用，如果吃藥時間不固定，也許會引起反效果。尤其是非處方的抗組織胺。但處方開立的助眠劑也有可能會發生這種情形。

- **幫你的孩子為「飛機耳」做準備**。跟懂事的大孩子說，當飛機起飛或降落時，他們的耳朵可能會痛，但只要把好吃的東西放在嘴裡咬一咬，或喝一點東西，感覺就會比較好，耳朵不舒服一下就過去了。並在起飛和降落時給嬰兒餵奶，或塞個奶瓶給嬰兒吸（任何讓嬰兒動動下巴的東西都會幫助他們平衡耳朵的壓力）。

- 如果你希望孩子在飛機上保持清醒，這樣他們到了目的地就可以按時入睡，**請替他們找好娛樂**，讓他們看電影或畫畫，帶上孩子最喜歡的零食和書籍。如果不只一個孩子一起旅行，讓他們並排坐著，這樣他們就可以互動。當他們別無選擇時，你可能會驚訝他們在一起玩得多麼好。

- 最重要的是，**不要生氣**。只要想到飛機對他們來說是多麼新奇和刺激的東西，也許他們根本不會睡。但只要你表現出冷靜，孩子也會接收到你的情緒也保持冷靜。

帶孩子旅行：個案研究

飛機上哭鬧的嬰兒

我的鄰居帶著孩子坐飛機去奧克拉荷馬州看她父母，好讓外公外婆見見剛出生的外孫。她一個人帶著出生沒多久的女兒搭飛機，嬰兒不但在整個登機過程中一直哭，起飛時更在哭。等到飛機平飛後，機長從駕駛艙出來，說道：「那個寶寶在哪呢？」她走到母親身邊，要求把女兒給她抱。在她的懷裡，寶寶頓時平靜下來，不再哭了。機上的其他乘客開始鼓掌，我的鄰居感到寬慰卻又覺得尷尬。當然機長是一定要回駕駛艙的，但當她把孩子還給媽媽時，她的女兒又哭了起來。我的鄰居告訴我，那次旅程像是她一生中最長的一次飛行。

當然，女機長不會魔法。她只是更放鬆，早就習慣飛行時遇到脾氣暴躁的乘客（所有年齡層都有！）。這個嬰兒只是感覺到母親的壓力，藉著哭泣做出反應。

每個人都在平和安寧的狀態下睡得最好。如果你的寶寶身體沒出問題卻一直在哭，無論情況有多公開、多緊張，你能做的最好的事就是深呼吸。

請注意——這個建議也適用於年齡較大的孩子！無論你感到多麼沮喪，大喊大叫是無法幫他們睡好覺的。

我的孩子應該睡幾個小時？

每次我和一群父母對談時，總有人問他們的孩子應該睡幾個小時。因為孩子入睡的時間，多半是父母的自由時間，也最接近他們在生孩子前擁有的自由時段，所以我想他們真正要問的是，他們能從忙碌的育兒生活中得到多少緩刑！以下提供一些通則：

• 嬰兒需要多少睡眠？研究報告說範圍很廣，如你把小睡片刻也算在內，可能每天的總睡眠時間為**十一到十八小時**。

• 到了三歲，小孩開始不小睡了，他們的總睡眠時間從**十到十六小時**不等。

• 一般而言，對大多數學齡兒童來說，**九到十小時**是健康的睡眠時間。

• 隨著兒童年齡增長，需要的睡眠逐漸減少，但從青春期開始，青少年需要的睡眠可能比他們小時候再多一點，從**八個半小時到九個半小時**。但是大多數青少年的睡眠都少於這個建議量。

但不管何種情況，全都有一個沒什麼好爭執的重點：正如27頁討論的，有些人需要的睡眠天生就比別人少。如果小孩遺傳到的基因是少睡父母那方的基因，但大部分的時間都是由睡比較多的那方父母在照料，那位父母就會抱怨孩子睡得少。小孩長大後，還會跟他們說，你們很麻煩很難哄睡。或者那位父母可能會讓孩子過早睡覺，逼他們在不睏的時候被迫上床，心情當然不會好。這還可能會導致一生的睡眠問題，孩子無法照著父母喜歡的作息入睡，最後一定會懷疑自我，覺得自己哪裡不對勁。因此如果你小孩的睡眠作息不符合一般常態的規範，但似乎一整天都很清醒，睡得好，精力充沛，不需小睡補眠，那麼問題可能出在你身上，而不是他們！

解決幼兒睡眠問題

大多數兩三歲剛學走路的幼兒都很好睡，醒來後舒爽快樂，一整天都精神百倍。然而，蹣跚學步的歲月也是睡眠障礙可能出現的時期，如夢遊（見133頁）和睡眠驚恐症（見139頁）等病會在此時開始發作，但多半也會隨著孩子年齡增長而改善，然而阻塞性睡眠呼吸中止症（參見44頁）卻可能隨著時間而逐漸惡化。

幼兒打鼾、睡不安穩或張嘴呼吸，這表示很可能有問題——特別是有一方父母患有睡眠障礙——你不能等孩子長大才帶他去解決這些問題。等到孩子要進小學了，學齡前兒童打鼾是注意力缺失障礙（ADD）的預測指標，你的小孩是會被標記為有注意力缺失可能的。幼兒的「生長痛」（growing pain）通常是不寧腿的症狀（參見142頁），也可能讓你的小孩被誤診為自閉症。還有夜驚和拒絕就寢後來都可能轉變成慢性失眠。做父母的該注意了，這些情況都可能藉著適當關注得到改善，請盡早帶孩子去看兒科醫生，然後在必要時聯合諮詢睡眠專科醫生，盡早帶孩子解決造成困擾的睡眠障礙。

幼兒睡眠：個案研究

睡覺讓我很累

我三歲的病人看著我的眼睛說：「醫生，睡覺讓我很累。」他的母親很困惑。她告訴我，她的兒子比他的同齡朋友睡得多，其他小孩已經沒有小睡的習慣了。但他總是很累。我幫這個男孩做檢查，立刻看到他的扁桃腺很大，毫無疑問，他睡覺時呼吸阻塞。他睡得越多，呼吸就越少！所以睡覺確實讓他很累。他後來切除扁桃腺，很快就好了。

如果你的孩子無論睡多少小時都感覺累，問題出在他們的睡眠品質。

請去看醫生，做一個整夜睡眠測試，測量孩子的睡眠品質，你可能就有答案了。（有關睡眠測試的更多內容，請參見214頁。）

恐懼與睡眠

睡眠很矛盾，身體明明需要放鬆，卻又將自己置入一種脆弱的狀態。因此很容易理解，對於我們任何人來說，睡眠和恐懼自然會有交錯相接的時候。對於兒童來說尤其如此。教導他們夜間和黑暗中是安全的，這對幫助他們睡得好、擺脫恐懼的想法非常重要。當父母問我有關小孩睡覺會害怕的問題時，我給他們的建議是避免加助認證某種非理性的恐懼。如果孩子害怕怪物，你就跟他討論怪物。繪本大師桑達克（Maurice Sendak）有一本暢銷兒童讀物《野獸國》（*Where the Wild Things Are*），主角麥克受到處罰被要求回房間反省。他有一個想像中的夢境冒險樂園，他到了一個充滿怪物的島嶼，但怪物們都怕**他**，但後來他們學會一起玩。我很喜歡這本書教給我們的事：害怕的想法可以改變，我們可以學會控制自己的感受。

另一方面，如果孩子告訴你壁櫥裡有一個怪物，請不要去找。你只會強化那裡可能真的有怪物，更糟糕的是，看來怪物比你這個當爸媽的更聰明，因為你根本找不到它！類似的例子是夜燈。如果真的需要在晚上看東西所以點夜燈這是一回事，但如果孩子因為害怕黑暗而需要燈，那就是另一回事了。如果是後一種情況，請告訴孩子，他們在自己的房間，就算是暗矇矇的也是安全的。你可以告訴他們，古時候的小孩子也沒有夜燈（請專注在他們剛好喜歡的時代）。你還可以說你以前也怕黑，但現在更喜歡在黑暗中睡覺。你可以說，燈亮著會浪費電，對環境有害。你還可以說，事實上，一旦眼睛適應了黑暗，我們仍然**可以**在沒有光的情況下看見東西。千萬不要妥協，例如最後說在走廊上開個燈吧。關鍵是讓孩子知道他們是安全的，並相信他們親愛的父母會日夜保護他們。

我並不是說你應該忽視孩子的恐懼，讓他們自己挺過來。相反地，我們需要傾聽孩子的心聲，幫助孩子了解他們可以像父母和哥哥姊姊一樣學會在黑暗中睡覺。請注意，如果孩子的夜間焦慮很強烈，並非常抗拒環境變化，可能需要專業人員協助。兒童焦慮症是真正的疾病，應該由兒童心理學家和精神科醫生治療。

另一件重要的事情：不要把孩子的臥室當作懲罰或讓孩子安靜的場所。不要給孩子錯誤信息，讓他們覺得只要做錯事，父母就會趕他們早點睡覺，當他們表現良好時，他們就可以不睡。孩子的睡眠環境必須是一個避難所。

怕黑

在我兒子四歲左右，有一天從幼稚園回家，他大聲說他怕黑。我對這件事感到驚訝，因為我之前曾多次故意帶著他在黑暗的地方玩，我會在壁櫥裡、床底下和他一起玩手電筒，而他從未提到過害怕。所以我們立刻一起去他房間。我關上百葉窗和門，一起坐在搖椅上，拿張柔軟的毯子蓋在我們身上。兩人一起坐著，他坐在我的腿上，我問他現在天黑了嗎？「天很黑，」他說：「我看不見我的手。」我問他怕不怕，他說不怕。我問他為什麼不怕，他甜甜地說：「因為你和我在一起。」然後我問他，真的怕黑嗎？還是他只是害怕一個人。「一個人。」他回答。我向他保證，「即使你看不到我們，你也永遠不會孤單。」我們從孩子身上學到很多。

三萬年前沒有人把自己的小孩單獨一人放在洞穴或小屋裡，與父母分開睡是一種習得的技能，就像我們學會穿鞋，學會用湯匙一樣。孩子多半不會單獨一人身處黑暗中，除非他們在床上的時候，所以孩子學會了將黑暗與孤獨聯繫起來。作為父母，我們需要教導他們，即使他們在睡覺時看不到我們，他們也是安全的、是被愛的。等幼兒開始稍微懂事了，就要讓他們知道，他們可以信任你，你會保護他們的安全。例如，跟他們說，當你帶他們去購物的時候一定會帶他們一起進商店，因為這比把他們單獨留在外面更安全。然後解釋你之所以讓他們單獨睡在一個房間裡，因為你知道這裡是安全的——事實上，他們的臥室是家中最安全的地方，因為臥室和房子前門隔很遠。希望這些提醒可以平息在黑暗中新生的恐懼。

恐懼與睡眠：個案研究二

力場

有一戶有錢人家來到我們的睡眠診所看診，因為他們的八歲兒子晚上害怕入睡。「我不知為什麼會這樣，」父親說：「每天晚上我都會帶著他繞著房子走一圈，給他看力場開動了。」（「力場」是家中的安全防衛系統）。「為什麼八歲的孩子要負責家庭安全？」我問。

在安全的地方和有安全感是兩回事，我問這男孩是否懷疑他的父母不愛他。「當然不是。」他說。我問他父母是否讓他做危險的事，男孩又笑著說他們沒有。我又問了，當他的父母寫支票時，他是否會懷疑他們銀行的錢不夠？「不會！」他的回應像是又聽到一個明顯無聊的問題。我指出孩子的回答表明他完全信任父母，並指望父母在晚上保護他的安全。為了加強這一點，我讓他的父母繼續提醒他，他的臥室是安全的，他不需要靠自己做任何事就能做到這一點。如此睡眠改善了，不用自己再去檢查「力場」了。

尿床

孩子需要在晚上小便甚至尿床的原因有很多。在你找尿床的原因時請注意下列事項：如果你的孩子五歲或大於五歲，你應該先與兒科醫生諮詢，排除任何可能的身體因素。

如果你的孩子在清醒時已經會自己上廁所，但持續尿床，這可能是發育問題，也可能是遺傳問題。如果孩子以前都沒有尿床，或至少連續三個月都沒有尿床，但現在已失去控制開始尿床，就必須評估身體因素。當患者被（錯誤地）告知壓力是罪魁禍首時，要知道阻塞性睡眠呼吸中止（參見44頁）也是一個經常被忽略的罪魁禍首。醫生需要查探有無其他少見的可能性。

如果孩子正經歷不尋常的壓力，心理因素可能是問題，但多數情況下並非如此。我發現讓孩子知道他們不是學校唯一一個有尿床問題的人會有幫助，告訴他們有些年齡更大的孩子，甚至是青少年也會尿床，或許有幫助。

尿床：個案研究

睡眠呼吸中止症與尿床的關係

多年前我接到一通電話，說一個十多歲的女孩在癲癇發作後送進重症加護病房，要我去看一下。醫生開出鼻噴霧劑阻止她慢性尿床，但她對鼻噴霧劑反應不良。我被加護病房的護士叫來，不是因為她尿床的問題，而是因為那個女孩打呼的聲音實在太大了。從她的症狀和後續做的睡眠測試可以清楚看出她患有睡眠呼吸中止症。她開始接受睡眠呼吸中止症的治療，幾天後完全停止尿床！

阻塞性睡眠呼吸中止首先出現在三到六歲的兒童身上，而這個十幾歲的少女從四歲起就開始打鼾且無法控制尿床，她可能整個童年都患有睡眠呼吸中止症且未經治療。當我們睡覺時，正常的尿液會減少，這表示在睡覺時我們可以比清醒時維持更長時間不小便。但是阻塞性睡眠呼吸中止會導致一連串反應，最後腎臟在晚上的尿量不變少了，而是產生更多尿液。如果排空膀胱的訊號夠強，你就會醒來排尿。如果你不理那些訊號繼續睡，你就會尿床。

之後這名少女出院了，大約十年後，我收到她寄來的一封卡片，她感謝我。她說，治療睡眠呼吸中止症改變了她的生活。她從小就怨很自己有尿床問題，不能和朋友一起去睡衣派對，無法去朋友家過夜。等到她的睡眠呼吸中止症被診斷出來並治療後，她意識到尿床不是她的錯。但我認為她對我的幫助更大。她的案例是我看診的第一批案例之一，這些案例告訴我們人們在多麼忽視尿床的原因中也有睡眠呼吸中止症，即使到今天也是如此。

不寧腿症候群和生長痛

所謂的「生長痛」是一種腿部普遍不適，最常發生在晚上。但生長應該不會痛，從來沒有實驗證明「生長痛」與突然抽高有關。相反地，兒童生長痛可能是一種常見的神經系統疾病，這是不寧腿症候群發作時的表現（參見142頁）。不寧腿是家族遺傳性疾病，如果孩子和父母都抱怨他們的腿在晚上不舒服，那麼他們都可能患有不寧腿症候群。但這種腿部不適通常很難描述，這就是為什麼有時候被兒童說是「生長痛」。

不寧腿症候群可能對孩子睡眠造成很大干擾，以致白天注意力不集中，進而可能被人誤診為注意力缺失障礙（ADD）。如果您的孩子抱怨腿部不舒服，尤其是在晚上，並且你有不寧腿的家族史，請諮詢醫生進行睡眠檢測。

睡眠不足的青少年

如果你的生活有青少年，你可能正與一個睡眠不足的人打交道。科學數據顯示，很多國家（包括美國）的青少年多半長期睡眠不足。照理說青少年每晚應該要睡八個小時半到九個小時半才算睡飽有精神，但一般青少年的睡眠時間要少得多。根據疾病控制和預防中心（CDC）的數據資料，青少年在週間上學日的晚上睡七小時或更少，這就是為什麼他們到了週末會起得這麼晚，因為他們的身體拚命地想彌補失去的睡眠。（年紀再小一點的孩子通常在普通上學日也能得到所有的必要睡眠，因此不需要在週末補眠。）

我們做了一些對青少年非常不公平的事，他們還在成長，我們卻強迫他們進入一個不允許他們睡飽的學校體系。如果你家裡有一兩個正在成長的青少年，你就該知道他們隨隨便便吃就吃得比你多，所以他們需要比你多更多的睡眠也就沒什麼好奇怪了。請想像一下，如果我們控制青少年獲取食物的方式與控制他們的睡眠作息的方式一樣，我們會在週一到週五把他們餓得半死，然後要他們在週末盡量吃，因為到了週一我們又會餓死他。

青少年這個族群往往晚起晚睡，生物機制在這裡發揮極大作用：因為正處青春期，生物機制轉向更晚的入睡時間。研究表示，其他哺乳動物成熟時也是同樣的狀況，因此，僅只是歸咎孩子愛玩手機或流連其他裝備是不公平的。年輕人經常告訴我，他們根本無法早起上課，因為他們是夜貓子。然而，行為因素強化了夜貓子的習性，就如要寫大量家庭作業。同儕壓力也有很大影響：青少年通常不會向朋友吹噓他們每晚多早上床睡覺。在父母就寢之後保持清醒也滿足了青少年對隱私和自主權的渴望。

熬夜疲憊的青少年對整個家庭都像不定時炸彈。更糟糕的是，睡眠不足會對青少年的心理健康、安全駕駛能力、學業表現和運動表現產生深遠的負面影響。睡眠不足已被證明是美國車禍和自殺行為的單一風險因素，是青少年階段最常見的死亡原因之一。這就是為什麼美國兒科學會和其他健康組織會出來呼籲不要讓青少年在上午八點三十分前上課。

請教導你的青少年孩子睡覺的重要性，這件事非常重要，讓他們有動機把睡覺當成健康活著的一部分。如果他們了解睡眠對人生幸福有多重要，他們就不太可能把睡眠當成無所謂的事。

青少年睡眠：個案研究

青少年嗜睡是紅色警報

年輕人的第一大死因是車禍。幾十年來史丹佛大學學生藉著一項歷史悠久的傳統了解到這種危險，凡是選修德蒙特（William Dement）教授「睡眠與夢」這堂課的學生如果在課堂上睡著了就會被噴水，醒來後要求喊出班上的座右銘：「打瞌睡是紅色警報！」——之後，他們會獲得一輪掌聲，並且加分。教訓很簡單：睡眠不足會讓你有意外入睡的風險。

無論年齡大小，開車時昏沉想睡就像在玩俄羅斯輪盤。當你與睡眠抗戰時，可能會有突然短暫的微睡眠期，也就是你會睡上幾秒鐘——但這時間已長到足以在路上製造混亂了。因此，坐在方向盤後的你若感到昏昏欲睡，請靠邊停車，讓其他人開車。如果你只有一個人，請靠邊停車不要再開了。如果你發現自己已到達目的地，但不記得經過的出口或其他地標，那你一定手握方向盤卻睡著了——你該慶幸你還活著。

懷孕對睡眠的影響

一個人的睡眠在她懷孕期間可能會發生重大變化。研究發現，在懷孕初期，準媽媽可能會發現自己比平常睡得更多，這是由於體內黃體素濃度升高所致。有些人甚至在還沒有意識到自己懷孕前就開始覺得比平時更想睡或更累。在此期間的其他身體變化也會使懷孕婦女疲憊不堪，例如孕吐。懷孕中期通常是睡得比較好的期間，但睡眠斷斷續續在懷孕晚期是典型的狀態。隨著孕婦身體的變化，她們很難用以前喜歡的姿勢睡覺，仰臥或俯臥都很有挑戰性，她們必須學會側睡，孕婦枕（月亮枕）可以轉移背部和臀部的壓力。胃灼熱在懷孕期間也很常見，特別是如果準媽媽以前就經常發作胃痛、胃灼熱，要緩解症狀，可在睡前兩小時避免進食，如此，胃就有機會排空，也就不會胃痛。準媽媽也可以試著把上身墊高一點睡覺。（有關胃灼熱的更多資訊，請參見94頁。）

懷孕期間可能會出現兩種特定的睡眠障礙。第一個是不寧腿症候群，誠如142頁討論的，不寧腿的特點是有一種不舒服的移動衝動，尤其是腿。不寧腿與鐵的代謝有關，在懷孕期間，準媽媽對鐵的儲備量可能耗盡。在懷孕的中期和晚期尤其麻煩，晚上和靜止不動時感覺更糟，做些運動可能會改善。（不寧腿也是家族遺傳疾病；如果原本健康的幼兒因「生長痛」而睡不好，我會詢問父母在懷孕期間是否有任何異常的腿部感覺，幫助確定孩子的狀況。）

阻塞性睡眠呼吸中止症也會在懷孕期間發生。打鼾呼吸不順導致疲累感，還可能讓血壓升高。如果孕婦開始打鼾或打得更嚴重，她們應該與醫生討論血壓有沒有升高的問題。幸運的是，佩戴持續正壓呼吸器等現代治療輔具可以控制阻塞性睡眠呼吸中止症並降低血壓峰值（參見47頁）。

除了懷孕的生理狀態會影響睡眠外，懷孕本身的不確定性也可能導致晚上睡不安穩，特別是對新手父母來說。如果準媽媽在懷孕前就有失眠症，懷孕和隨之而來的育兒責任會更讓她們睡不著，然後就開始擔心她們怎麼還睡不著、睡不好，休息不夠養不了胎就不是「好父母」，從而給自己更大的睡眠壓力，陷入典型的失眠憂慮陷阱（見66頁）——並有加深產後憂鬱症的可能。如果你在懷孕期間發現焦慮正在影響你的睡眠，甚至覺得沒有得到所需的安寧睡眠，請諮詢睡眠醫生可能會有幫助。

老年人的睡眠

人在幼年時有大量的深層睡眠，此時是慢波睡眠，屬於非快速動眼期的第三期（N3）。要把處於慢波睡眠中的孩子喚醒可能需要幾分鐘。到了六十歲，睡眠中的慢波活動幾乎消失了——尤其是男性——因此老年人在夜間醒來的頻率更高。有些人可能會更頻繁地起床排尿，原因可能是男性有前列腺增大的問題；女性則是因為膀胱脫垂。還有很多老年人晚上起床去上洗手間是因為藥物副作用和未確診的阻塞性睡眠呼吸中止症，而這兩種情況都是可以治療的。此外，老年人的睡眠障礙可能會增加。

隨著年歲，每個人自認需要的睡眠時間應該保持穩定，但通常會隨著年齡增長而減少。如果你發現年紀越來越大卻越睡越多，這可能是一些嚴重健康問題的徵兆，需要評估確定。請諮詢醫生，不要忽視它！

更年期和睡眠

大家都知道更年期一定睡不好。尤其是合併有雌激素和黃體素的問題，而黃體素有促進睡眠的功能。這些荷爾蒙在更年期下降，因此女性很可能在這個過渡期難以入睡也就不足為奇了。更年期也會發生阻塞性睡眠呼吸中止。如果女性在更年期後發現自己打鼾打得更嚴重、感覺更疲倦或患有不明原因的高血壓，應該考慮有阻塞性睡眠呼吸中止症的可能。（更多此類訊息，請參見44頁。）

目前證明賀爾蒙補充療法（Hormone replacement therapy，簡稱HRT）可以改善更年期婦女的睡眠，但是否做治療，在下決定之前必須諮詢值得信賴的醫療專業人士，因為這種療法也可能產生嚴重的併發症。

狀況是，就算有些更年期症狀會消退，睡眠問題仍可持續下去且自行發展。目前發現，很多幫助女性睡眠的事物也許短期有效，但若持續使用只會使問題更糟，例如用喝酒來引發睡意。幸運的是，你不一定要採取這些方法。各年齡層的女性都可以睡得好，提前在更年期看睡眠醫生可以預防之後多年睡不好的問題。

我退休了，我可以把鬧鐘關掉嗎？

當人們退休時通常認為可以愛什麼時間睡就什麼時間睡，要什麼時間起床就什麼時間起床，但不規律的新作息也為睡眠障礙埋下種子。

一位退休人員來找我抱怨她難以入睡。丈夫去世後，她搬去和妹妹、妹夫以及幾個外甥住在一起。妹妹和妹夫還在工作，一早就要起床。所以她吃完晚飯就回房間，免得打擾他們。當她告訴我她的生活安排時，看起來有點難過。我想知道她是否覺得有些憂鬱，當我問起她過去的工作時，她的臉亮了。她告訴我，她在一家罐頭工廠做夜班做了二十五年，她熱愛她的工作，懷念工作時的熬夜和唱歌。我請她唱點什麼，悲傷的表情一下有了生氣，她唱了墨西哥的經典歌曲。我看著她，聽她說話，這真是太美了。事實證明，她是天生的夜貓子，她的生活環境阻止了她做喜歡做的事。我建議她找個晚上練習的唱詩班或合唱團。我的病人笑著離開了。

如果你在退休前睡得很好，而今退休了，只要你能克制對睡眠模式進行大改變，就能更享受你的退休生活。許多在退休後出現睡眠問題的患者一旦恢復之前的作息，就會開始睡得好。

7
夢：晚上開演的劇場
Dreaming: The Theater of the Night

夢是隨機的？還是有無意識的目的？儘管經過數千年的臆測，加上現在對夢的研究越來越精細複雜，但是人類對這個活躍的無意識心智若有任何理論想法，只能說科學家仍在研究中。但答案非常接近且非常重要：解開這個古老問題，我們就能理解人類記憶與創造力的生理基礎。在接下來的內容，我們將深入探討眾多與作夢有關的迷人神祕事件。

為什麼很難記住夢？

如果我們在夢中的奇幻事件發生在現實生活中應該會很難忘記。然而，我們總是記不住夢。為了記住夢，你必須在你清醒時間，通常就是在你醒來的時候努力回想，這就是為什麼有人會在床邊放筆記和鉛筆，讓他們在忘記夢前，先把夢記下來。

然而，如果你在快速動眼期把人們喚醒，大約有八十％機率，實驗者會說他們在作夢，那是因為人最有可能作夢的時段就在快速動眼睡眠期（在其他睡眠階段也許只能獲得片段的睡眠圖像，但不能提供像在快速動眼期做的夢那樣有豐富的細節）。即使是那些說自己從不作夢的人，如果在這段時間醒來，也會說自己在作夢。

事實上，夢可能意味著遺忘。快速動眼期睡眠大約占我們每晚總睡眠時間的一到兩小時。請想像一下，如果每天早上你都有兩小時的生動夢境要說，這可能根本做不到！夢很難記住的現象也許正是通往作夢潛在功能的線索，它可能與鞏固記憶有關，也可能幫助我們了解失智症等病症。

為什麼夢如此奇怪？

夢如此生動詳細，以致在作夢當下，你會接受夢境就是真實體驗。只有當你醒來想起夢裡的點點滴滴，你才會意識到它們還真是奇怪。當我們清醒時，大腦前額葉皮質層扮演著執行者的角色，過濾掉不相關的資訊，幫助我們定下計畫、做出決定；大腦皮質的其他部分也在思考層面發揮作用。但當我們進入快速動眼期睡眠時，前額葉皮質的活動減少，新皮質（neocortex）其他部位的活動增加。在夢境中，你處於一個非理性的世界，有著自己獨特的邏輯，有著不同的想法。作夢的奇蹟在於大腦正創造一個超現實的世界——並對這個世界做出反應。

夢增強記憶力

更高層次的大腦功能使我們在不斷變化的環境中適應成長。它將新訊息與我們已知的訊息結合起來，幫助我們更能了解周遭世界。大腦的任何神經活動，例如學習新事物，都必須以某種方式改變大腦中的記憶網絡：我們需要將新記憶與舊記憶聯繫起來，同時，我們還需要忘記很多不重要的事情。如果大腦要記住大大小小所有事，它的效率會降低很多！神經科學家沃克（Matthew Walker）已經說明了這個概念。我們的確可在清醒時進行記憶和學習，但若要辨別記憶、重置大腦功能，睡覺對於這些恢復性的維護程序作用範圍更大。這就是為什麼當我們疲倦時總是頭鈍鈍、想不起來，但在睡個好覺後，大腦思緒就變更好了。

到目前為止，很難判斷作夢只是某些神經功能的隨機副產品，還是出於某種目的特意行為，但科學家認為，作夢可能是情緒和記憶再處理的一部分，這些過程發生在睡眠期間。毫無疑問，我們作夢時會經驗過去的記憶。記憶必須活化或以某種方式帶入大腦活動，而我們把這些經驗視之為夢。這個理論基礎是由哈佛大學的斯蒂戈德博士（Dr. Robert Stickgold）和其他科學家一起提出，他們認為夢是大腦對我們早期記憶和情緒的再次活化和微調，這就能解釋為什麼在夢中總是新舊記憶參雜。如果這個理論是正確的，那麼作夢就是大腦面對變化不斷的意識世界、用來提高我們適應能力的機制之一。

夢的研究還表示，記憶功能反映在夢的實際內容中。人類和囓齒動物在清醒時學習新事物，大腦神經元會有固定放電模式。在訓練過後的睡眠期，大腦神經元的放電模式會重新刺激活化。科學家針對大鼠海馬迴做實驗，先讓大鼠在圓形軌道上尋找食物，然後再讓大鼠睡覺，在同時腦電波圖的紀錄顯示，之前大鼠覓食時觀察到的神經元特定放電模式和特定放電序列會在之後的睡眠中重放。而人類的正子斷層造影（positron emission tomography）研究表示，人類學習新事物時，大腦特定區域被活化，而此區域在第二天晚上的睡覺中會被選擇性地重新活化。這些證據支持了睡眠理論，表示睡眠是記憶鞏固的重要組成。正如神經學家沃克所說：「我們作夢是為了記住，我們作夢是為了遺忘。」

夢想增強我們的創造力

創造力不僅對藝術很重要，還為我們提供適應新環境的工具，更是解決問題的關鍵組成。目前神經科學才剛開始理解這套創造力的生物機制；藉著這套生物機制，大腦產生創造性的想法，而這些很多機制在我們睡覺和作夢時運作得最好。

當我們清醒時，我們無法長時間忽視周遭世界。我們的感官不斷接收新訊息，必須立即處理和快速反應。但是當我們睡著時，就從外界刺激中解脫出來。睡覺構成一種安全，特別是當我們作夢時，大腦會去拿我們在清醒時一直在思考的訊息，然後掃描大腦其他部分，尋找與這個素材有關的聯繫。這通常會引出新的構思，甚至是超現實的想法。經過這種出現在快速動眼期神經活動的醞釀，新的想法進入我們的意識。如果我們設法記住，它會讓我們對某些在清醒時反覆思考的事情得到更深一層的理解。

惡夢的恐怖藝術

如果你是畫家，而你的作品讓你感到害怕，你可能決定改變繪畫風格，不要再畫那麼恐怖的東西。請把惡夢想成你的大腦創造的恐怖藝術，而夢來自作夢的人。

消除惡夢的第一步是消除任何可能干擾睡眠的外部因素。任何擾亂睡眠的事物，包括打鼾、外面的噪音和身體不適都可能讓你作夢做到一半卻醒來，也就因此知道自己作夢的內容。例如，如果你睡覺時肚子太飽，已經泛胃酸了，很可能會做惡夢——這就是為什麼有些人將惡夢歸咎於吃了某些食物的原因。如果你經常做惡夢，尤其在深夜，最好睡前幾小時都不要吃東西。

惡夢也可能是某些身體疾病的症狀。例如，夢到溺水或被活埋，讓人懷疑你有阻塞性睡眠呼吸中止症，睡眠時呼吸困難。一旦睡眠呼吸中止的問題得到改善，惡夢就會迅速消退。（有關睡眠呼吸中止的內容，請見44頁。）

如果你找不到干擾睡眠的外部因素，而你仍然做令人不安的夢甚至惡夢，你真的可以學著去改變夢。已被證明有兩個不同方法：夢境預演（dream rehearsal）和清醒夢（lucid dream，又稱清明夢），不管單獨使用或合併使用都可改變夢。夢境預演要做的是，在你清醒的時候一直思考你的夢，並想像這個夢會有不同展開。這個方法你可以自己執行，也可以在治療師的幫助下完成。清醒夢是一種可以讓你意識到自己不但在夢中且正在作夢的技術。有關清醒夢的更多技術，請參閱197頁。

反覆出現的夢來自反覆出現的想法

大多數人都做過一再出現的夢——一遍又一遍地夢到某種特定元素或

主題。常見的主題包括跌倒、飛行或遲到。如果夢是我們思想和感情的重要反映，結論就會是：擁有經常出現的夢一定具有某種意義；或者毫無意義。

夢很難記住，除非你花時間去記，也就是說，你醒時有意識地去增強那個夢的記憶。如果醒來還一直想著那個夢，那麼你正在創造那個夢的有意識記憶。而這個記憶更會被反映到睡眠中。因此，僅只是對那個夢做有意識的記憶，就可增加這個夢反覆出現的機會。

也就是說，反覆出現的夢可能是未解決的情緒表達；反覆出現的圖像甚至是情緒卡在某種循環的訊息。如果理論認為作夢是大腦在處理和刪除訊息，那麼過度耽溺在反覆出現的夢就像明明把垃圾丟到垃圾場了，卻決定將垃圾帶回房裡。

如果你經常反覆做一樣的夢，總是感到迷惘困擾，請嘗試我在以下簡述的「夢境預演」或做「清醒夢」的方法。或找心理治療師，治療師還可幫你探索你不斷重啟夢境背後的情感糾結。

改寫你的夢

當你做了非常可怕的夢，自然不想再想起。但是，當你一個人躺在床上，除了自己就是自己的思緒，對惡夢的記憶讓你害怕入睡。但狀況是，人睡得越少，大腦增加的壓力越多，會讓你一進入快速動眼睡眠，惡夢就會復發。你可以用一種稱為夢境預演的方法打破這個週期。請思考到底是什麼在夢中驚嚇你的，要如何做才會使它變得更好。例如，如果你夢到被妖怪纏住，可以想像妖怪變成雪人融化了。請利用想像力，就像玩一場遊戲，為夢境想個不一樣的結局，一切都會變好的。請你在白天、遠離床的時候這樣做。然後，到了該睡覺的時候，請複習那個自己想出來的結局，期待去睡，期待去夢。繼續提醒自己，那個夢是我的藝術大作，你可以改變作品。

控制你的夢

一般作夢的情況是作夢者被迫對一個超出控制範圍的世界作反應；但是，當我們意識到自己正在作夢時，雖然仍在夢中，卻可發現自己處在一個由自己創造的世界，唯一的規則是我們想像力的限制，這就是所謂的清醒夢。由我們主動控制、操縱夢境，雖然特別，但這真的是一種意識狀態的改變。清醒夢這個技巧可追溯到古代典籍上的紀錄，然後因為拉伯格博士（Dr. Stephen Laberge）的研究在西方文化逐漸推廣。

儘管很多人都說他們作夢時知道自己正在作夢，但作清醒夢並不是那麼普遍。特別是年輕人，雖然參與研究的年輕人異口同聲表示他們有經驗，曾做過非常特殊的清醒夢，但研究表示，真正作清醒夢的人僅占所有人口的十%。而最大的問題是：人可以學著去夢清醒夢嗎？學習途徑並不缺乏，有大型研討會、私人研修會，有書籍，也有教學影片教你練習作個清醒夢。甚至市面上還有可以促進作清醒夢的營養補充品和各種輔具，更不時推陳出新。以上任一個選項都可能增加一個作清醒夢的機會，但並不是每個人說要作夢就能清清楚楚地夢。

如果有興趣學習作清醒夢，第一步就是能辨識自己正作的夢是一個夢。這個技巧稱為現實確定（reality test，或稱「驗夢」）。每天幾次練習仔細觀察某件事物的細節，例如觀察你的手。然後，當你在作夢時，你就去看著自己的手，並意識夢中的手和現實的手不一樣。這會是一個線索，讓你知道自己正在作夢。但這也許是作清醒夢最難的部分？意識到自己的夢是一個夢，而無需喚醒自己。很令人震驚！但透過練習，你可能會習慣這種體驗，並維持睡眠作夢的狀態。如果做得到這件事，你就可以開始嘗試操縱夢中的世界。

動物會作夢嗎？

可能會，有些動物真的會作夢。我們知道，很多哺乳動物都有類似的快速動眼睡眠期；這在我們做的鳥類、蜥蜴甚至魚類實驗都以得到證實。在快速動眼期睡眠中，來自腦幹信號讓我們處於暫時麻痺狀態，稱為快速動眼期肌肉麻痺（REM atonia），它會阻止我們大部分的肌肉運動。在一次對貓做的實驗中，這個信號被移除，之後觀察到睡著的貓會動，甚至會做一系列複雜的行為，這些行為與現實世界中它們遇到的、碰到的無關。後來有些人的腦幹信號故障，在他們身上也發現類似行為。這些人報告的夢境內容與他們觀察到的行為一致。所以可確定地說，那些經過實驗操縱的貓在快速動眼期做出的行為是因為某種內部刺激而動作的——換句話說，牠們很可能在作夢。如果貓如此，其他動物也可能如此。在我們的夢境世界，人類並不孤單。

8

去看睡眠醫生

Seeing a Sleep Doctor

數百萬人遭受不需要的睡眠障礙折磨，但絕大多數人可以透過正確方法找到緩解。經驗告訴我，當找到真正問題，睡眠狀況沒有改善的人少之又少。如果你吸收了本書的所有資訊，卻仍然無法入睡，可能就是該去看睡眠醫生的時候了。

與其他醫學專業相比，睡眠醫生算是一項有趣的差事，因為我的大多數患者**都睡得更好了**。在睡眠診所，我幾乎每天都會聽到患者說他們改善了睡眠後感覺有多好，他們更怨嘆自己怎麼沒有早點來看醫生呢！在最後一章，我們就來模擬一次去睡眠診所的情形。我將介紹你如何找到合適的醫生，以及在看診時會問你的問題，你的答案表示什麼，還有當你在做睡眠檢測時會經歷什麼。

找到對的醫生

如果你跟家庭醫生說你大部分時間都很累，而醫生說：「我們都很累。」這就是該找新醫生的時候了。

在治療睡眠的領域，醫生根本沒有學到足夠知識去幫助病人。特別考慮到看診有時間限制，醫生往往不願意去詢問患者的睡眠習慣，寧願待在自己的舒適圈，避免「打開一罐子臭蟲」。所以就算你跟醫生說睡眠問題，倘若得到的回應一直如此，你的睡眠問題也不會得到充分解決。你不該遭受如此對待。如果你睡不好的狀況已經持續好一陣子，而你的醫生並沒有認真對待這個問題，那就是該去找睡眠專業醫生的時候了。

去**有認證的專業睡眠機構**找**有認證的專業睡眠醫生**很重要。在美國有很多睡眠醫療機構都沒有獲得認證。預約時，請確認這間睡眠醫療機構已獲得美國睡眠醫學學會的認可，醫生也有睡眠醫學委員會的認證證書。

有些睡眠醫生受過其他醫學的專業培訓是很棒的；就如之前受過肺病治療的訓練，因為人們尋求睡眠諮詢的最常見原因是為了阻塞性睡眠呼吸中止症。還有一些在社區工作的心理學家也受過行為睡眠醫學的專業培訓。

來到睡眠診所

到睡眠中心的看診模式與其他醫療機構的門診是一樣的。如果是初診患者，需要填表完成文書作業，表格包括一份詢問你一般健康狀況及之前睡眠史的問卷。然後與睡眠醫生會面，他會仔細詢問病史（見下文），之後做身體檢查，這是為了提供更多訊息，作為醫生診斷的基礎，他才能製定治療計畫。因為病人有打鼾或睡眠呼吸中止症的可能，身體檢查會集中在喉嚨、鼻子和嘴巴這些有阻塞可能的區域。醫生還會將心臟病、糖尿病或其他慢性疾病的物理證據加進來一起考慮。

有太多訊息需要確定和評估，新來患者也急不得，總是需要花一段時間做檢查，例如做血液或X光檢查。但最常見的情況是，你需要做「睡眠檢測」，也就是多項生理睡眠檢查（polysomnogram，又稱多導睡眠圖），測量睡眠品質，詳見214頁。

解碼睡眠史

患者的睡眠史是珍貴的診斷工具，尤其是在評估是否得到慢性失眠症時。我會詢問你每晚的平均睡眠量、你對睡眠品質的自我認知、睡眠時間以及睡覺時的心理狀態。我還想知道你的**感覺**：你現在的睡眠狀態與你想要的睡眠狀態有何不同？你期望什麼？之前睡的和現在的不一樣了嗎？如果有同睡者在場確認或補充患者的故事，通常會很有幫助。

以下是醫生詢問睡眠史時會問的五個基本問題，以及你的回答可能表示什麼。

1. 你是否難以入睡、睡不久，或者兩種狀況都有？

難以入睡比睡不久、睡得斷續容易解決，特別是如果患者有動力改變一些生活方式的時候。當某人總睡不著，醫生通常會建議延遲就寢時間並要求在固定時間起床，同時改變生活型態，例如不要在晚間喝咖啡。

老年患者和長年睡不好的患者更可能難以入睡，這在慢性失眠症中很典型。這些患者經常對睡眠過度警覺，從57頁開始的〈失眠者的好睡祕訣〉提出了可行策略，他們多能從其中得到有效的幫助。

如果患者並不難以入睡，但在夜間多次醒來，但相對而言重新入睡也比較快（例如，不到五分鐘又睡著了），這種情況更有可能是其他生理因素中斷了他的睡眠，例如慢性疼痛或週期性的肢體運動障礙。

2. 問題是如何開始的，存在多久了，你認為是什麼原因造成的？

人不會因為只是幾天睡不好就去看睡眠醫生，他們通常會先向朋友和家人尋求建議——有時甚至不僅是建議（甚至會要求安眠藥）。但通常那些讓人睡不好的因素一過去，他們又會睡好了。日後如果有什麼事情引發另一次失眠，他們就會嘗試之前做了有效的法子，如果再次成功，他們就會固著這個想法，認為已找到解決方案了。但如果又發生一輪失眠，但這次之前試過的方法不再奏效，他們當然會找別的新方法試試看。然而失眠模式隨著時間起伏好好壞壞，最後終於養出真正的失眠症，好好睡覺的時間越來越短，直到失眠真正占去整夜。也可能，他們時不時地還會睡個好覺——這是一種解脫，但也讓患者更煩惱，懷疑為什麼他們某些晚上睡得好而其他晚上睡不好？醫生要知道這段過程中患者現在所處的位置，這有助了解他們失眠的原因。然後我們可以探索之前為何治療失敗，才能訂出有效的治療方法。

3. 你期待睡覺嗎？還是認為睡覺是麻煩事很不方便？

對某些人來說，睡覺是他們一天中最好的時段；也有人覺得睡覺很煩；但對大部分的人來說，睡覺就是日常生活的一部分。我需要知道患者如何看待睡眠以及他們**為什麼**要睡覺。例如，你把睡眠當成是身體的恢復過程？還是逃避不愉快生活的一種方法？還是工作輪班當中好不容易得來的休息？還是你認為睡眠是一種必要的不便？

如果一個人睡不好但又期待睡覺，我會覺得睡不好的問題可能受到身體的影響多一點。如果一個人描述對睡覺有恐懼，我會覺得睡不好的問題可能源自心理層面，說不定病人有創傷症候群或對睡眠有負面反應或聯想。

4. 在過去，你認為睡好覺是什麼狀況？

這個問題的答案會幫助我們設定治療目標。如果你在成年後的大部分時間平均睡七小時，而現在只能睡六小時，並很想睡到八小時，我建議你設定一個更現實的目標，恢復每晚睡七小時就好。如果你覺得打鼾是因為體重增加，我會問你是否在人生比較瘦的時候也打鼾。如果答案是否定的，那麼恢復到原來的體重可能是有用的目標。當退休患者抱怨睡不好時，我會要他們回復還在上班時的作息，他們因此也睡得比較好了（更多內容，請參見185頁）。

5. 換地方睡會有不同嗎？

我們在做睡眠檢測時經常看到一件有趣的事，人們戴著感應器、身上接著一根根電線，睡在他們從未踏入的臥室——攝影機對準他們，第二天早上陌生人在他們的睡房走來走去——但他們卻說昨晚睡得真好，然後來醫院做了一次又一次。失眠症患者可能已習慣在家裡睡不好，以致只要不是自己的床，在其他任何地方都睡得比在自己的床上好。

我有一個病人因為繼承了家族財產而睡不著。他覺得管理家人託付給他的錢責任重大，他的床上到處放著財務報表，晚上睡覺時會查看這些報表。他的床是用來**工作**的，而不是用來睡覺的。一旦他把文件搬出臥室，他就開始睡得比較好了。在有些趕論文的研究生身上，我也看到類似的模式。在他們的臥室學術論文扔得到處都是，不斷提醒他還有工作沒有做。在如此高壓的環境，難怪他們難以入睡！

臥室應該是寧靜安全的地方。你在其他地方讀書工作，最後回到你的終極避難所好好睡個健康的覺。

這五個問題是基本。我還擴大了睡眠史的範圍，針對阻礙睡眠的外部因素和行為習慣提出下列問題：

・**家庭環境**。為了幫助病患睡得更好，我需要了解家裡的睡眠動態。我想知道其他家庭成員或室友的睡眠狀況；你是否和伴侶、孩子或寵物分享睡眠環境；是否需要在家中照顧其他成年人；是否有其他使你無法入睡的社會因素。許多人很不好意思地承認當伴侶不在時睡得比較好，如果是這種情況，也許是枕邊人就有沒解決的睡眠問題，以致干擾到這位患者的睡眠。也許這對夫婦有非常不同的睡眠習慣或衝突的作息時間表。甚至中間可能存在著人際問題，此時需要探討的反而是這種干擾患者睡眠的糾葛。可不可以讓寵物進臥室也是一個有爭議的議題，特別是出現過敏症狀的時候（或者這隻寵物「屬於」伴侶關係中另一方）。

・**睡覺位置**。我從不認為人一定要睡在臥室的床上。有人在家中某個地方窩著就睡著了，等到醒來就跑去另一個房間睡。也可能是你先去睡，等到枕邊人的鼾聲大發，你就被趕下床了。我已經數不清有多少大個子告訴我，每次孩子半夜爬上父母的床，他們已不知多少晚上只能擠在好小的幼兒床上睡。

- **睡眠時間表**。你典型的睡眠時間表是如何安排的？工作日、休息日或假期有何不同？在週末時多睡兩小時可能是週間工作日睡眠嚴重不足的跡象。輪班工作或工作時間不固定也會導致睡眠問題，輪二班或三班的工人在休息日試圖用更能配合家人的作息睡覺，但接下來輪班變動的睡眠作息可能會對他們的晝夜節律造成嚴重破壞。似乎最能駕馭這些作息的人通常在休息日也保持類似的作息時間，或者他們已經養成習慣成為規律了，睡眠分成兩個部分可兼顧家庭和工作需求。（隨著年齡增長，我們越來越難適應時間表的改變，這就是人們抱怨輪班工作會讓人「精疲力竭」的原因。）

・**壓力來源**。你在家裡感到安全嗎？有時病人對我描述他們的生活環境，那裡的壓力實在太大了，在這種高壓環境下如果睡得好才奇怪吧。

・**藥物、咖啡因和酒精**。甚至，有無服用任何藥物——包括處方藥、非處方藥和補充品？服用後你覺得如何？我也會問你喝咖啡和喝酒的情形。

・**健康議題**。最後，我會問過敏及相關家族病史。像不寧腿症候群這樣的睡眠障礙會在家族中遺傳。我還會深入探究心理健康史，例如是否曾因為憂鬱症或自殺念頭接受過治療。我還會考慮外部健康因素，例如寵物皮屑這種常在家中出現的過敏原。

睡眠檢測研究

現在有很多方法可以測量睡眠品質，新科技不斷出現，幫助醫生做診斷的選擇也越來越多。但最經典且最常見的還是做整夜的睡眠品質測量，稱為夜間睡眠多項生理檢查（polysomnography或polysomnogram，簡稱PSG）。

睡眠多項生理檢查在睡眠中心或睡眠實驗室進行，通常會要求你在晚餐後到達檢驗中心，在那裡換上睡衣。檢驗中心提供舒適的睡眠環境，有隔音設備、乾淨的床具寢具、獨立控溫裝置和衛浴設備（你可能需要在研究結束後沖個澡，洗掉接感應器時黏在身上的膠水）。如果你願意的話，可以在第二天早上直接去上班。

當你舒適地躺在床上，技術人員會在你的身上安裝多個感應器，用於測量腦波、眼球運動、身體運動、肌肉張力、呼吸模式、氧氣濃度和心跳律。你在實驗室睡覺的整個過程都有訓練有素的技術人員透過遠程紅外線攝影機觀察，如果感應器脫落或你需要幫助，他們都會進來處理。

整夜睡眠記錄會測得數十個測量值。這些記錄由另一位睡眠技術人員處理，他會對不同睡眠階段進行評分，並將任何異常製作成表單，包括呼吸、心跳、腦電波或任何動作。這項檢查會確定相對時間，也就是你躺在床上的時間有多少，實際睡著的時間有多少，入睡需要多久時間（多久可達到睡眠潛伏期〔sleep latency〕），睡了多久會達到第一次的快速動眼睡眠期／作夢期（快速動眼睡眠期潛伏期〔REM latency〕），以及有多少的深度睡眠和輕度睡眠。（有趣的是，一些聲稱他們根本沒有睡覺的研究參與者在研究期間都出現這些睡眠期。）

睡眠檢測研究可以確定此人在夜間醒來的原因，例如他是因為呼吸困難還是身體運動異常。它還可以確定睡眠中的暴力行為是來自快速動眼睡眠期還是慢波睡眠（非快速動眼睡眠期第三期，N3），了解這些區別對診斷和治療非常重要。也就是說，睡眠檢測是某人某個晚上的睡眠快照，但也可能會出現假性的陰性結果——例如，這個人幾乎都沒有睡——這就可能要重做檢測。

科技讓睡眠檢測在家中進行成為可能。一些居家睡眠檢測設備可直接郵寄到你家，你只需要完成後寄回即可。與傳統在睡眠實驗室的檢測相比，居家睡眠檢測的優勢在於它更便宜、更方便；然而也有許多缺點，就像沒有訓練有素的睡眠技術專員為你服務，因此如果感應器脫落或發生故障，沒有人可以即時解決問題。居家睡眠檢測可記錄的訊息頻道較少，關注的區域比較窄，主要用於識別睡眠呼吸中止的發作，因此，如果患者出現癲癇、二氧化碳濃度升高或身體異常運動（如踢腿或夢遊）等問題，居家睡眠檢測是沒有辦法測知的。居家睡眠檢測的數據也有低估睡眠呼吸中止症嚴重程度的傾向，出現假陰性結果可能需要重複再做檢測或進行更全面的實驗室睡眠檢查。對於患有嚴重睡眠呼吸中止症的人來說，參加實驗室的睡眠檢測會更好，因為睡眠專家可以在晚上的前半部分時間確認你的問題，在後半部時間嘗試不同的治療方案。最後，若想對有睡眠障礙的兒童進行居家檢測，在此方面居家睡眠檢測並沒有取得很好的驗證結果。總而言之，如果在家進行睡眠檢測是你沒辦法中的辦法，例如你住的地方離有認證的睡眠中心太遠，或出於其他原因必須在家，或做實驗室的睡眠檢測都不成功，這時居家睡眠檢測會是最好的選擇。

最後，無論你在家中進行檢測，還是在有認證的睡眠中心進行研究，這些都只是診斷工具，最重要的還是要看醫生判斷檢測結果的專業技術。

後續追蹤

睡眠評估最關鍵的部分是追蹤後續狀況。在做完評估、制定出治療計畫後，你還是要回診，確定問題是否得到充分解決，以及是否有任何情況發生變化。

讓睡眠診斷更複雜的是，你的睡眠障礙可能不只一種，且一種障礙會引發另一種。例如，患有阻塞性睡眠呼吸中止症的人經常會因呼吸問題而在夜間醒來，頻繁醒來會養成弊多於利的睡眠習慣，進而變成慢性失眠症。好消息是，有認證的睡眠專業醫生有能力分析各種睡眠問題，幫助你睡得更好，享有更健康的人生。

結語

現代睡眠科學在很短的時間取得長足的進步。睡眠給我們的真正承諾是：只要睡得好，我們都會有更健康、更長壽、更愉快的生活。這是自我照護的終極形式，始於我們必須把優質睡眠放在首位。剝奪我們睡眠的社會壓力可能會讓人感到無情，但隨著睡眠科學進步，以及我們越來越注重睡眠健康，未來的確充滿希望。新常態是我們不再一醒來就覺得疲倦——我們的健康取決於睡眠。我希望這本書能幫助你了解你和你愛的人都能睡得更好。

更多資源

CDC.gov/sleep

美國疾病管制暨預防中心的睡眠部門，提供有關睡眠和睡眠障礙的訊息資源，也能找到睡眠對國家整體健康重要性的相關資料。

sleepeducation.org

美國睡眠醫學學會的公共教育網站，可幫助你在居住區域找到一家有認證的睡眠醫學診所。

startschoollater.net

這是由非營利組織「晚到校」（Start School Later）成立的網站，任何提倡學生應該晚到校上課的個人或團體都能在此網站找到相關素材和訊息，希望學生能獲得更多睡眠，活得更健康。

thensf.org

國家睡眠基金會是倡導健康睡眠的非營利性公共衛生組織。它的網站是很好的資源，可以在上面找到有關睡眠及睡眠對社會影響的相關訊息。

延伸閱讀

- 《德門的睡眠與作夢》（*Dement's Sleep and Dreams*），拉斐爾・佩拉約（Rafael Pelayo）和威廉・德門（William C. Dement）合著第一本有關睡眠的大學教材，是史丹佛大學「睡眠與夢」課程的必讀教材。
- 《清醒夢》（*Lucid Dreaming*），史蒂芬・拉伯格（Stephen LaBerge）著訓練自己作清醒夢的第一手操作手冊。

- 《睡眠的承諾》（*The Promise of Sleep*），威廉．德門著
  睡眠醫學先驅提出對健康生活的願景。
- 《靜下心來入睡》（*Quiet Your Mind and Get to Sleep*），卡尼博士（Colleen Carney, Ph.D.）與曼伯博士（Rachel Manber, Ph.D.）合著
  指導讀者改變行為治療失眠的工作手冊。
- 《為什麼要睡覺》（*Why We Sleep*），馬修．沃克（Matthew Walker）著
  才華橫溢的柏克萊神經學家解釋睡眠的基本機制及對我們健康的影響。

名詞釋義

- **呼吸中止指數**（**apnea-hypopnea index，AHI**）：夜間呼吸中止和呼吸暫停（會影響睡眠的淺呼吸）的總數除以總睡眠時間。
- **生物時鐘**（**biological clock**）：見「近日時鐘」。
- **布朗噪音**（**Brown noise Consistent**）：由機器產生的一致聲音，目的在掩蓋破壞性的聲波變化；而布朗噪音將高頻聲波過濾掉，使音調比白噪聲更低更沉。
- **慢性失眠**（**chronic insomnia**）：反覆發作的失眠，持續至少三個月，通常持續數年。

- **近日時鐘（circadian clock）**：大腦中的一小群神經元，可同步身體的睡眠和運動節律。也稱為「生物時鐘」。
- **晝夜節律系統（circadian system）**：生物運作程序，可讓我們身體的內部節律與外部二十四小時的日光週期同步。
- **失眠認知行為療法（cognitive behavioral therapy for insomnia，CBT-I）**：一種治療失眠的療法，有些想法和行為會造成失眠或讓睡眠問題惡化，此療法藉著改變這些想法和行為來治療失眠。
- **完全睡眠剝奪（complete sleep deprivation）**：超過二十四小時不睡覺。
- **持續正壓呼吸器（CPAP〔continuous positive airway pressure〕machine）**：一種用來治療阻塞性睡眠呼吸中止症的床邊設備，加壓正壓到使用者的鼻子，讓使用者的喉嚨保持打開狀態。
- **睡眠相位後移症候群（delayed sleep phase syndrome，DSPS）**：一

種晝夜節律紊亂的睡眠障礙，特點是入睡困難，但保持睡眠無礙。

- **夢境預演**（**dream rehearsal**）：一種治療作惡夢的方法，在清醒時思考反覆出現的夢，並想像以不同方式展開夢境。
- **費伯法則**（**Ferber method**）：一種在不影響父母睡眠卻能幫助嬰兒入睡的行為技術，狀況是讓嬰兒學到在一定時間內自我安慰，包括讓嬰兒在沒有父母干預的情況下放著讓他哭一段時間。有時這稱為一種「睡眠訓練」。
- **入睡抽動或稱睡眠驚跳**（**hypnic jerks，sleep starts**）：入睡抽動，或稱睡眠驚跳：某人從清醒過渡到睡眠的階段時，忽然發生的身體或四肢不受控的短暫收縮。
- **安眠藥**（**hypnotics**）：或作催眠藥，幫助人入睡的藥物，通常稱為處方安眠藥。
- **失眠**（**insomnia**）：難以入睡、難以維持睡眠，導致某種形式的日間傷害。見慢性失眠、暫時性失眠。

- **K複合波**（**K-complexes**）：這是在非快速動眼睡眠期第二階段（N2）看到的腦波，在腦電圖（EEG）上可看到大波浪。K複合波似乎有助維持睡眠，也有助鞏固記憶。
- **清醒夢**（**lucid dreaming**）：或稱清明夢，在作夢的狀態下同時意識到自己在作夢。
- **微睡眠**（**microsleeps**）：突然地短暫睡一下，甚至可能沒有意識到自己已經睡著了。
- **猝睡症**（**narcolepsy**）：又稱發作性嗜睡症。這是一種神經系統疾病，通常開始於青春期或青少年期，特徵是白天過度嗜睡和清醒時出現快速動眼期的狀態，會睡眠麻痺、猝倒，並出現幻覺。
- **兔眼症**（**nocturnal lagophthalmos**）：夜間眼球突出症。睡眠時無法合上眼瞼。

- **非快速動眼期睡眠**（**non-rapid eye movement sleep，NREM**）：人類睡眠的大區間，這是與作生動的夢無關的時期，分為三個階段：第一期（N1，淺睡眠）在這時期，我們從清醒狀態過渡到睡眠；第二期（N2，中度睡眠），約占我們總睡眠時間的一半；第三期（N3，通常稱為慢波睡眠），這是我們睡得最深沉的階段，佔成人總睡眠時間的十％或更少。
- **阻塞性睡眠呼吸中止症**（**obstructive sleep apnea**）：睡眠期間由於喉嚨暫時阻塞導致呼吸中斷；是一種具有危險性的睡眠障礙。
- **週期性肢體運動異常**（**periodic limb movement disorder，PLMD**）：一種睡眠障礙，人會在睡眠時以重複的方式移動他們的四肢，通常是腿。
- **粉紅噪音**（**pink noise**）：機器發出的一致性噪音，目的在掩蓋破壞性的聲音變化；粉紅噪音的中頻聲波被濾除，因此比白噪聲更低沉，但不如布朗噪音低。

- **夜間睡眠多項生理檢查或多導睡眠圖（polysomnography或polysomnogram，PSG）**：一種整夜睡眠紀錄，可測量人的腦電波、眼球運動、身體運動、肌肉張力、呼吸模式、氧氣濃度和心跳率，以及其他認為需要注意的信號。
- **快速動眼睡眠期（rapid eye movement〔REM〕sleep）**：睡眠中大腦最活躍、作夢最多的睡眠階段，此時期有各種身體作用，如眼睛會朝不同方向抖動。它占據了大約二十%的睡眠時間。名字由德門博士（Dr. William C. Dement）命名。
- **快速動眼睡眠期潛伏期（REM latency）**：到達快速動眼期／作夢期需要花的時間，通常以分鐘為單位。
- **快速眼動壓力（REM pressure）**：快速動眼睡眠的數量和強度因為快速動眼期被剝奪而增加。
- **兩段式睡眠／二次睡眠（second sleep）**：將一整夜的睡眠分成兩部分的

睡眠習慣，兩段睡眠中間有一段活動時間。這是多階段睡眠模式的一部分。

- **睡眠呼吸中止（sleep apnea）**：睡眠時呼吸停止十秒鐘或更長時間。參見「阻塞性睡眠呼吸中止症」。
- **睡眠結構（sleep architecture）**：睡眠階段和週期組合的重複模式。
- **睡眠磨牙症（sleep bruxism）**：睡覺時磨牙。
- **睡眠週期（sleep cycle）**：一段持續約九十分鐘的睡眠時間，包括各睡眠階段並整夜重複。參見「睡眠階段」。
- **睡眠債（sleep debt）**：當某人沒有滿足日常睡眠需求時，累積下來的睡眠不足。
- **睡眠宿醉（sleep drunkenness）**：長時間睡眠後醒來時頭鈍昏沉的感覺。見「睡眠慣性」。
- **睡眠間斷（sleep fragmentation）**：睡眠週期被打亂。

- **睡眠衛生（sleep hygiene）**：一套由彼得・豪利博士（Dr. Peter Hauri）推廣的睡眠建議，為了改善睡眠品質，希望你不要做的事。
- **睡眠慣性（sleep inertia）**：醒來時感到昏沉、全身痠痛或無精打采。
- **睡眠潛伏期（sleep latency）**：入睡所需的時間長度。
- **睡眠麻痺／鬼壓床（sleep paralysis）**：入睡或醒來時暫時性的無法移動。
- **睡眠限制（sleep restriction）**：失眠認知行為療法中的一項行為技術，以更窄的時間窗口規定某人實際躺在床上睡覺的時間，進而提高睡眠能力。
- **睡眠紡錘波（sleep spindles）**：一種腦電圖（EEG）模式，由來自腦下丘的正弦波活動組成，持續時間從半秒到幾秒不等。根據研究，睡眠紡錘波可能與記憶的形成有關。
- **睡眠階段（sleep stages）**：人有兩種基本的睡眠類型：快速動眼睡眠

（REM）和非快速動眼睡眠（NREM）。基於各種腦電波模式的可預測出現週期，而非快速動眼期進一步可分為三個階段（N1、N2和N3）。

- **睡眠檢測**（**sleep study**）：對某人睡眠進行的延伸性臨床測量。通常在醫療機構進行整夜研究，也可以居家測量。睡眠檢測通常用於測量人的睡眠品質和檢測睡眠中止狀況。參見「夜間睡眠多項生理檢查」。
- **睡眠驚恐症**（**sleep terrors**）：又稱夜驚。一種睡眠異常，狀況是熟睡的人突然坐起來，發出毛骨悚然的尖叫。這在幼兒中很常見，並且往往發生在晚上的前三分之一。
- **助眠藥**（**sleeping aid**）：用來幫助短暫失眠等睡眠問題的東西，通常無需處方即可獲得。
- **夢遊**（**sleepwalking**）：一種睡眠障礙，歸類為異睡症的一種，夢遊症發作時此人可以在保持深度睡眠的同時做多種行為。
- **慢波睡眠**（**slow-wave sleep**）：非快速動眼期睡眠第三期（N3）的別

稱。

- **夢囈／說夢話（somniloquy）**：在睡夢中說話。
- **刺激控制（stimulus control）**：失眠認知行為療法中的一種行為技術，提高人們與睡眠環境（例如臥室）的積極聯繫，用來促進可能的睡眠。
- **暫時性失眠（transient insomnia）**：短期無法入睡，通常只持續幾個晚上，原因通常很明顯。
- **白噪音（white noise）**：一種由機器產生的聲音，所有可聽見的聲音頻率以一致性的強度組成。參見「布朗噪音」、「粉紅噪音」。

致謝

這本書的誕生要感謝很多人。它一開始是由凱蒂・考爾斯（Katherine "Kitty" Cowles）發想，她聯繫了史丹佛大學的艾琳・迪吉泰（Erin Digitale），詢問有無可寫睡眠相關議題的可能作者。幸運的是，艾琳和麗莎・金（Lisa Kim）都推薦了我。經過聯繫，凱蒂帶我去Artisan Books見到了我的編輯伊特金（Bridget Monroe Itkin）。直到遇到伊特金，我才真正了解圖書編輯在做的事。現在我知道一個好編輯的本領是什麼了——她能幫我想像這本書會是什麼樣子。做出這本書的出版社團隊包括出版商和編輯總監羅南（Lia Ronnen），還有隆巴帝（Carson Lombardi）、蘭斯博頓（Elise Ramsbottom）、西蒙諾（Nina Simoneaux）、鍾雪（Suet Chong）、莫瑞（Nancy Murray）、艾瑞卡．黃（Erica Huang）、麥吉宏（Allison McGeehon）、柯利爾（Theresa Collier）、邁可森（Amy Michelson）和瑟廷嘉（Patrick Thedinga）。謝謝大家，希望你們睡得好。

利普西茲（Alexis Lipsitz）收到我的手稿，裡面充滿連續的句子、多餘的廢話、糟糕的文法和一貫的喃喃自語，然後利普西茲把它改成了散文。我知道這並不容易。謝謝！

我感謝我的老師，他們教我成為睡眠專業醫生，從蒙特菲奧雷醫療中心的索比醫生（Dr. Michael Thorpy, MD）開始。如果沒有索比醫生，我將永遠無法進入史丹佛大學並有幸直接向睡眠醫學的元老級大師吉勒米諾（Dr. Christian Guilleminault）博士和德門博士學習。德門博士慷慨大方地讓我繼承了他的教學傳統，向史丹佛大學學生傳授睡眠的重要性。還有基南博士（Dr. Sharon Keenan）耐心地教我如何分享這些訊息。

在整個過程中，妻子和孩子一直鼓勵支持我。他們是激勵我早上起床的人，我愛你們。

最終，我要感謝我的病人，如果我的病人沒有教會我這麼多，就沒有這本書。有這麼多人相信我，來找我看診，讓我成為他們的醫生，謹此致上最高謝意。